口腔正畸学
实验教程

总 主 编	叶　玲
主　　编	赖文莉
副 主 编	李　宇

编　　者 （以姓氏音序为序）

陈建伟	四川大学华西口腔医学院	廖　文	四川大学华西口腔医学院
段沛沛	四川大学华西口腔医学院	刘　钧	四川大学华西口腔医学院
方　婕	四川大学华西口腔医学院	龙　虎	四川大学华西口腔医学院
郭永文	四川大学华西口腔医学院	唐　甜	四川大学华西口腔医学院
何姝姝	四川大学华西口腔医学院	田　野	四川大学华西口腔医学院
简　繁	四川大学华西口腔医学院	王　艳	四川大学华西口腔医学院
金　樱	四川大学华西口腔医学院	徐　晖	四川大学华西口腔医学院
赖文莉	四川大学华西口腔医学院	薛超然	四川大学华西口腔医学院
李　娟	四川大学华西口腔医学院	叶　瑞	四川大学华西口腔医学院
李　宇	四川大学华西口腔医学院	赵立星	四川大学华西口腔医学院
李晓龙	四川大学华西口腔医学院		

主编助理　简　繁　四川大学华西口腔医学院

人民卫生出版社
·北　京·

图书在版编目（CIP）数据

口腔正畸学实验教程 / 赖文莉主编 . —北京：人民卫生出版社，2023.10
ISBN 978-7-117-35426-4

Ⅰ. ①口… Ⅱ. ①赖… Ⅲ. ①口腔正畸学–医学院校–教材 Ⅳ. ①R783.5

中国国家版本馆 CIP 数据核字（2023）第 188052 号

人卫智网	**www.ipmph.com**	医学教育、学术、考试、健康，购书智慧智能综合服务平台
人卫官网	**www.pmph.com**	人卫官方资讯发布平台

口腔正畸学实验教程
Kouqiang Zhengjixue Shiyan Jiaocheng

主　　编：赖文莉
出版发行：人民卫生出版社（中继线 010-59780011）
地　　址：北京市朝阳区潘家园南里 19 号
邮　　编：100021
E - mail：pmph @ pmph.com
购书热线：010-59787592　010-59787584　010-65264830
印　　刷：天津市光明印务有限公司
经　　销：新华书店
开　　本：787×1092　1/16　**印张：**8
字　　数：139 千字
版　　次：2023 年 10 月第 1 版
印　　次：2023 年 10 月第 1 次印刷
标准书号：ISBN 978-7-117-35426-4
定　　价：88.00 元

打击盗版举报电话：010-59787491　E-mail：WQ @ pmph.com
质量问题联系电话：010-59787234　E-mail：zhiliang @ pmph.com
数字融合服务电话：4001118166　E-mail：zengzhi @ pmph.com

前　言

　　口腔正畸学是一门实践性非常强的学科,除了正畸专业理论课的学习外,临床操作技能也是非常重要的学习内容。传统的正畸学临床操作实验内容较少,一般只能涵盖正畸临床实践中的一小部分。随着现代正畸学的发展,尤其是数字化的飞速发展,间接粘接、数字化𬌗板和数字化定制式矫治器(包括唇侧矫治器、舌侧矫治器和隐形矫治器)的大量临床应用,使得原有的实验指导已经不能满足目前的正畸学教学需要,因此有必要紧跟行业的发展,编撰一本涵盖当代正畸学临床实践的实验指导。

　　《口腔正畸学实验教程》由四川大学华西口腔医院正畸学系组织编写,旨在为读者呈现口腔正畸学常用临床操作的理论基础、临床操作要点及临床实验学习要求。本书共 19 个实验教程,涵盖了从错𬌗畸形的诊断分析、各类常见矫治器的制作及使用到最新的数字化正畸矫治技术的各个方面。本书以各个临床实验内容单独成章,从实验目的和要求、实验内容、实验用品、方法和步骤及操作要点详细阐述了各类口腔常见错𬌗畸形的病史采集、诊断分析、各类矫治器制作,以及各类矫治技术临床操作的原理及要点。同时,本书还将近年来发展迅速的数字化口腔正畸矫治技术纳入编写范围,包括数字化口腔扫描、数字化模型扫描、3D 面像拍摄、数字化定制式矫治器的设计与临床操作等。本书可作为各大医学院校口腔临床专业学生的临床实践实验指导用书,同时作为临床技术学习读物也适合于希望开展口腔正畸矫治的全科医师。

　　本书系统地整理了四川大学华西口腔医院正畸学系多年来开展口腔正畸学临床实验的内容,及各位编者从事口腔正畸学临床实验教学过程中的大量教学经验,同时本书在编写过程中受到了来自四川大学华西口腔医院正畸学系全体教职员工的大力支持,在此一并致谢。编写过程如有疏漏,欢迎批评指正。

赖文莉

2023 年 6 月

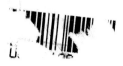

目　录

实验一　印模与模型

【目的和要求】

通过观察示教及操作练习,了解托盘的选择,掌握藻酸盐和硅橡胶取模的方法与流程,并对正畸记存模型的制取过程、方法及特殊要求有初步的认识。

【实验内容】

1. 示教制取印模及灌制模型。
2. 学生互相取模及灌制模型。
3. 学生修整模型。

【实验用品】

消毒检查盘一套、漱口杯、消毒纱布、各型托盘、酒精灯、藻酸盐印模材料、硅橡胶印模材料(含重体和轻体)、石膏、橡皮碗、调拌刀、塑料薄膜、小刀、牙科蜡片、长鼻钳、大蜡刀、蜡刀架、玻璃板。

【方法和步骤】

1. 藻酸盐印模材料取模

(1)检查准备:调整手术椅,使患者殆平面与地面平行,高度应使患者口唇与医师手臂高低一致。检查患者口裂大小及口内情况;检查牙齿形态与大小。

(2)选托盘:按照患者牙弓大小与形态,选择上下有孔平底托盘,托盘与牙弓内外侧之间应有 3~4mm 间隙,可用蜡条加高或加长,如托盘仅稍有不合适时,可用长鼻钳略加调整,并在患者口中试用。取模前需消除患者的紧张心理,尤其是儿童,还应教会患者在取下颌印模时抬高舌尖。

(3)取印模:取适量藻酸盐印模材料置于橡皮碗内再加适量水(印模材料与

水的比例约为 2∶1），调拌均匀后放在托盘内。取上颌印模时，医师站在患者右后侧，可右手持盛好印模材料的托盘，左手持口镜（或用手）牵引患者一侧口角，用旋转方式将托盘放入口内，取出口镜，使托盘柄正对面部中线，轻微向后加压，使托盘就位，并注意印模材料要充分到达黏膜转折处，然后用右手示指与中指支持在左右侧前磨牙区，以保持托盘稳定不动。如患者恶心，应让其头微前伸、低头，使印模材料不致流向咽方。待印模材料完全凝固后，将托盘从口中取出。取出前，嘱患者呵气，消除印模与腭部的负压，便于取下，然后冲洗，吹干水分。最后检查印模是否清晰，伸展是否足够。

（4）用同样方法制取下颌印模。医师站在患者右前方，令患者舌尖稍向后上卷起，下颌托盘完全就位后，方可加压。同时，嘱患者舌尖稍向前伸并轻微左右活动。右手示指、中指保持在下颌两侧前磨牙区使托盘稳定不动，待印模材料凝固后取出。

2. 硅橡胶印模材料取模

（1）检查准备：同藻酸盐印模材料取模。

（2）选择托盘：按照患者牙弓大小与形态，选择大小合适的塑料托盘，选择标准同藻酸盐印模材料取模。

（3）取初印模：剪取一片比牙弓略大的塑料薄膜，将硅橡胶重体放置在托盘内，上面覆盖塑料薄膜，放入患者口内制取初印模。

（4）取终印模：取下塑料薄膜，待重体固化后，将硅橡胶轻体沿着初印模的一端往另一端推送注射，注意不要出现气泡。将含轻体的托盘放入患者口内，同时施加压力使材料溢出，待轻体固化后，取出托盘。

3. 工作模型的制作

（1）印模处理：检查印模必须清晰，光滑、完整，不与托盘分离，唾液应冲洗干净，并吹干印模上牙齿印迹区的水分。

（2）模型灌注：在盛有适量水的橡皮碗中，慢慢加入石膏，石膏与水的比例为 2∶1（100g 石膏加水 50~60mL），用调拌刀搅拌均匀，振动几次，排出空气，同时左手持托盘柄，在橡皮碗边缘轻轻敲击进行抖动，一边抖动，一边灌石膏，使其由一处流至全部，不要将石膏直接倾注到模型低凹部分，以致空气不能逸出而形成空气泡（孤立牙可用细火柴棍插入以增加其强度）。石膏盛满印模后，再将多余石膏堆积在玻璃板上，将印模翻转置于堆积的石膏上，使托盘底与玻璃板平行，不可加压，以免印模受力后变形。最后用调拌刀由下向上将四周石膏修平。上下颌模型的基座石膏及厚度应一次加够，一般前界应超过切牙前缘 5mm 以上；

后界应在最后一颗磨牙后缘 5mm 以上；腭顶或口底最薄处厚度不应少于 10mm。静置模型约半小时。待石膏发热凝固后，修整托盘周缘覆盖的石膏，用小刀轻轻撬动托盘边缘，使印模与模型分离，然后一手拿住模型底座，一手握住托盘柄，顺牙长轴方向，分离模型。如需再灌一副模型，应注意在分离模型时不要损伤印模。对于一些由于牙轴倾斜致倒凹太大，估计分离模型时易折断牙冠者，可先取出托盘，再用小刀分段去除印模材料，以保证模型完整。

（3）工作模型修整：脱模后，可及时用石膏刀修去咬合障碍及遮挡基骨的多余石膏，下颌模型舌侧应修平，并用小刀与模型修整机简单磨去多余部分，使模型整洁、解剖形态清楚，以便于制作矫治器。

4. 记存模型的修整　记存模型的修整要求甚严，为便于观察、保存，对其解剖结构及美观性的要求较高，多用模型修整机按下述顺序进行修整。修整一般应在模型干燥后进行。

（1）核对模型：核对患者的咬合关系，制取蜡咬合记录，分别在左右上颌第一磨牙近中颊尖垂直画线至下颌牙以确定咬合关系。

（2）修整上颌模型：可用双脚规量取上颌模型尖牙牙尖至基骨（黏膜转折处）之间的距离，再增加 1/3~1/2 作为上颌模型𬌗平面至底座的总高度，并注意修整后应使上颌模型基底面与𬌗平面平行。

（3）修整上颌模型底座后壁，使其与模型底面及牙弓中线垂直，注意保留上颌结节。

（4）修整上颌模型底侧壁，使其与前磨牙及磨牙颊尖平行。

（5）修整上颌模型前壁，使之呈尖形，其尖应对准上颌模型的中线。

（6）将上颌模型后壁与两侧壁所形成的夹角磨去，使之形成夹壁，并与原夹角的平分线垂直。

（7）将上下颌模型按已核对好的咬合关系对咬起来，使下颌模型的底面与上颌模型的底面平行，上下颌模型对咬后的总高度约等于上颌模型高度的两倍。

（8）以上颌模型为基准，修整下颌模型的后壁、侧壁及夹壁，使之与上颌模型一致。下颌模型前壁为一弧形，与牙弓前段外形相似。修整后的记存模型如图 1-1 所示。

5. 模型记录　模型经过修整后，其咬合关系记录可能不够清晰，应使用彩色笔再次画出记录上下颌第一磨牙的咬合关系线，然后在上下颌模型后壁上，标写姓名、性别、年龄、取模的日期及编号。

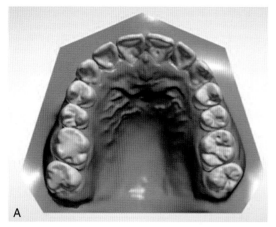
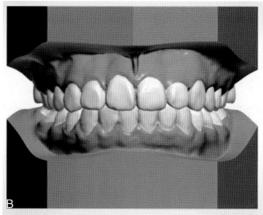
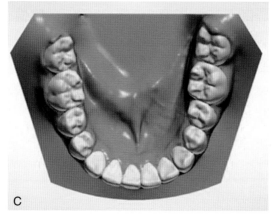

图 1-1 记存模型示意图(白色为牙列,红色为基座)
A. 记存模型上颌𬌗面观 B. 记存模型正面观 C. 记存模型下颌𬌗面观

(叶 瑞)

实验二 检查与诊断

【目的和要求】

通过观察示教及相互检查,了解口腔正畸学的一般检查方法及特殊检查方法,掌握 Angle 错殆畸形分类法,熟悉 Moyers 错殆畸形分类法。

【实验内容】

1. 示教正畸临床的一般检查方法与步骤。
2. 学生相互检查,按要求询问病史及书写病历。
3. 了解 X 线片、CBCT 检查的装置、拍摄方法及应用。
4. 了解面部及牙殆照相方法。
5. 观看病因模型及错殆畸形分类模型。

【实验用品】

消毒检查盘一套、漱口杯、小钢尺、笔、检查记录单、一次性医用口罩和帽子、无菌手套等。

【方法和步骤】

1. **病史采集及相关情况记录**

（1）患者基本情况:记录患者的姓名、性别、年龄、职业、身高、体重等。

（2）主诉及病史:①主诉:询问患者就诊的主要目的。②全身病史:询问是否有与错殆畸形的形成及发展有关的疾病史,如某些慢性病、佝偻病、内分泌疾病、传染病、营养不良、鼻咽部疾病等,以及药物史与过敏史。③口腔疾病史:询问牙齿的萌出、替换情况,有无乳牙早失、乳牙滞留、恒牙早萌、恒牙迟萌、阻生等;询问有无口腔不良习惯,如口呼吸、吐舌、咬唇、吮指、伸舌吞咽等;询问口腔治疗史,是否接受过正畸治疗;询问有无牙齿及颌骨的外伤史。④家族史:询问其亲属中有无类似畸形,了解遗传因素。⑤其他相关情况:哺乳方法、母亲妊娠及分娩时健康状况和用药情况等。

（3）全身状态:①生长发育状态;②是否出现第二性征。

（4）心理状态:评估患者的心理健康状况,了解治疗动机,预测合作程度。

2．检查

（1）面部:①正面观:观察面部左右两侧对称情况,颏点是否偏斜,面部肌肉发育是否对称;面高比例是否协调,下面高是否正常;观察唇部形态及唇齿关系是否正常,有无开唇露齿、露龈笑等。②侧面观:观察侧面轮廓为直面型、凸面型或凹面型;观察鼻唇角大小、唇位、颏位、颏唇沟深浅和上下唇与E线之间的关系。

（2）颌骨:观察上下颌骨的形态、大小、位置,有无前突或发育不足;观察下颌角、下颌平面陡度。

（3）牙:①𬌗发育阶段:乳牙期、替牙期、恒牙期。②牙的基本状况:牙的数目、形态、大小、颜色等有无异常,有无龋齿。③牙的萌出、替换状况。④咬合关系及错𬌗表现:第一磨牙关系、尖牙关系、前牙覆𬌗覆盖,上下颌牙弓中线及上下颌牙弓宽度是否协调,Spee曲线深度,牙列拥挤程度,个别牙错位情况等。

（4）口内其他软硬组织:观察唇系带位置是否过低,舌系带是否过短;观察舌体大小、舌体两侧有无齿痕;有无唇腭裂及其术后修复情况;观察牙槽的突度、基骨丰满度及腭盖高度等。

（5）功能检查:①下颌运动:开闭口、侧方运动时轨迹及开口度是否正常。②颞下颌关节区是否有压痛、弹响及张口受限等。③咀嚼、呼吸、吞咽、发音功能是否正常。

（6）口腔卫生状况,有无牙龈炎、牙周炎等。

3．影像学检查

（1）了解X线头颅侧位片的摄片方法及其应用。

（2）了解拍摄全口牙位曲面体层片(又称全景片)的装置及其摄片方法和解读。

（3）了解手腕部X线片的摄片方法及解读。

（4）了解CBCT的拍摄方法及其应用。

4．了解面部及牙𬌗照相方法

（1）口外像:正面像、正面微笑像、45°侧面像、侧面像。

（2）口内像:正面𬌗像、左右侧𬌗像、上下颌𬌗面像及前牙覆𬌗覆盖像。

5. 分组观看病因标本及错𬌗畸形分类模型

（1）掌握 Angle 错𬌗畸形分类法：①Ⅰ类错𬌗（中性错𬌗）；②Ⅱ类错𬌗（远中错𬌗）；③Ⅲ类错𬌗（近中错𬌗）。

（2）熟悉 Moyers 错𬌗畸形分类法：①牙性错𬌗；②功能性错𬌗；③骨性错𬌗。

（田　野）

实验三 X线头颅侧位片的描记

【目的和要求】

了解 X 线头颅侧位片的描图方法,掌握常用标志点的定位及常用平面和测量项目的组成与意义。

【实验内容】

1. 示教常用 X 线头影测量分析方法。
2. 学生完成一张 X 线头颅侧位片的描记。

【实验用品】

X 线头颅侧位片、描图纸、硬质铅笔、橡皮擦、三角板、量角器、观片灯、回形针等。

【方法和步骤】

(一) 头颅侧位片的描图

在暗视野环境中,于观片灯上,用较硬质的铅笔(型号 3H~5H)在透明描图纸上绘制。侧位片的描绘应包括软、硬组织侧貌,上、下颌轮廓,颅底轮廓(蝶鞍)、眶下缘、翼上颌裂、鼻底、腭顶、上下颌第一磨牙、中切牙等。

(二) 在头颅侧位片描图上定出常用标志点

1. **蝶鞍中心点(sella turcica,S)** 蝶鞍影像的中心。
2. **鼻根点(nasion,N)** 鼻额缝在正中矢状平面上的最前点(图 3-1)。
3. **颅底点(basion,Ba)** 颅骨正中矢状平面枕骨大孔前缘之中点。
4. **Bolton 点(Bolton,Bo)** 枕骨髁突后切迹的最凹点。
5. **眶点(orbitale,Or)** 眶下缘最低点。如果左右两侧眶点不重叠,可以采用两点之间的中点来代表(图 3-2)。

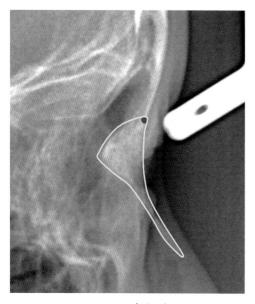

图 3-1　鼻根点

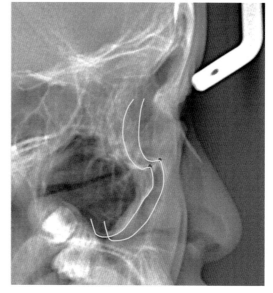

图 3-2　眶点

6. 耳点（porion，Po）（图 3-3）。

（1）解剖耳点：外耳道的最上点。

（2）机械耳点：定位仪耳塞影像之最上点。

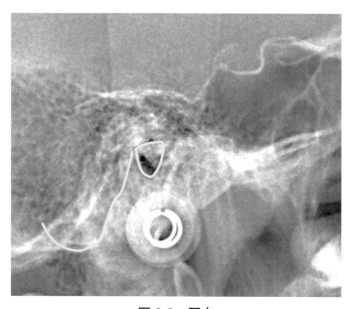

图 3-3　耳点

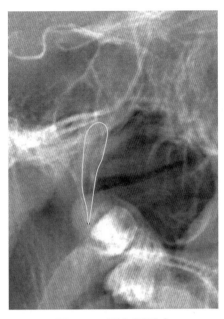

图 3-4　翼上颌裂点

7. **前鼻棘点**（anterior nasal spine，ANS）前鼻棘之尖端。

8. **后鼻棘点**（posterior nasal spine，PNS）骨性腭板的最后点。

9. **翼上颌裂点**（pterygomaxillary fissure，Ptm）翼上颌裂影像形如倒泪滴状轮廓的最下点（图 3-4）。

10. **上牙槽座点**（subspinale，A）前鼻棘点与上牙槽缘之间的骨部影像最凹点（图 3-5）。

11. **下牙槽座点**（supramentale，B）颏前点与下牙槽缘之间的骨部影像最凹点。

12. **颏前点**（pogonion，Pog）下颌颏部最突点。

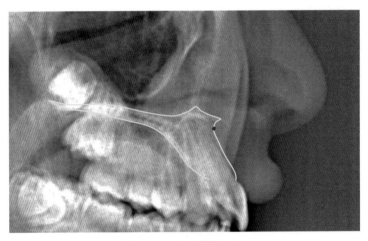

图 3-5　上牙槽座点

13. **颏下点**（menton，Me）下颌颏部最下点。

14. **颏顶点**（gnathion，Gn）颏前点与颏下点间圆弧的中点。

15. **上中切牙点**（upper incisor，UI）上颌中切牙切缘的最前端。

16. **下中切牙点**（lower incisor，LI）下颌中切牙切缘的最前端。

17. **下颌角点**（gonion，Go）下颌角的后下最突点。

（三）确定常用平面

1. **眶耳平面**（Frankfort horizontal plane，FH）由耳点与眶点的连线构成。

2. **前颅底平面**（sella-nasion plan，SN）　由蝶鞍点与鼻根点连线构成。

3. **Bolton 平面**（Broadbent Bolton plane）　由 Bolton 点与鼻根点连线构成。

4. **下颌平面**（mandibular plane）（图 3-6）。

（1）下颌角点与颏顶点间的连线。

（2）下颌下缘的切线。

（3）通过颏下点与下颌角下缘相切的线。

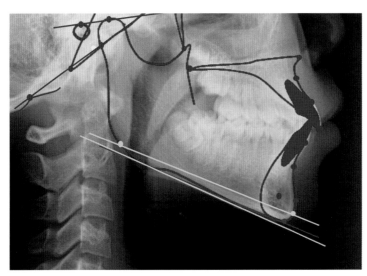

图 3-6　三种方法绘制的下颌平面（绿色为下颌角点与颏顶点间的下颌平面；红色为颏下点与下颌角下缘相切的下颌平面；黄色为下颌下缘的切线代表的下颌平面）

5. **腭平面**（palatal plane）　由前鼻棘点与后鼻棘点的连线构成。

6. **面平面**（facial plane）　由鼻根点与颏前点的连线构成。

7. **Y 轴**（Y-axis）　由蝶鞍中心点与颏顶点的连线构成。

（四）常用测量项目

1. **上牙槽座角**（SNA）　前颅底平面与鼻根点和上牙槽座点连线所形成的后下交角。此角过大表明上颌发育过度或者位置偏前，呈骨性Ⅱ类。反之，SNA角过小，说明上颌发育不足，可能有Ⅲ类趋势。

2. **下牙槽座角**（SNB）　前颅底平面与鼻根点和下牙槽座点连线所形成的后下交角。此角过小，说明下颌发育不足，或者位置靠后，骨性Ⅱ类可能性较大。反之，SNB 角过大，说明下颌发育过度，有Ⅲ类趋势。

3. **上、下牙槽座角**（ANB）　SNA 角和 SNB 角之差。代表上颌和下颌的彼此位置关系,正常值一般为 2°~4°。ANB 角过大,提示是骨性Ⅱ类;ANB 角过小或者为负值,提示是骨性Ⅲ类。

4. **面角(facial angle)**　面平面与 FH 平面相交的后下交角。

5. **下颌平面角(MP-FH)**　下颌平面与 FH 平面的交角。此为判断错𬌗畸形垂直骨面型的重要指标。下颌平面角过大,预示为高角患者,垂直生长型;下颌平面角过小,说明是低角患者,水平生长型。

6. **上中切牙 - 前颅底平面角(U1-SN)**　上颌中切牙牙长轴与前颅底平面的后下交角,正常值为 105 度左右。此角过大,说明上颌前牙唇倾;过小,说明上颌前牙直立或者舌倾。

7. **上中切牙 - 下颌平面角(L1-MP)**　下颌中切牙牙长轴与下颌平面的后上交角。此角过大,说明下颌前牙唇倾;反之,说明下颌前牙直立或者舌倾。

8. **上、下中切牙角(U1-L1)**　上、下颌中切牙牙长轴的交角。一般中国人正常值为 125 度左右。此角过小,说明前牙唇倾;反之,说明前牙直立或舌倾。

9. **上面高(N-ANS)**　通过鼻根点和前鼻棘点作 FH 平面的平行线,测量两平行线间的距离。

10. **下面高(ANS-Me)**　通过颏下点和前鼻棘点作 FH 平面的平行线,测量两平行线间的距离。一般来说,正常均角病例,面下 1/3 与面中 1/3(上面高)基本一致;开𬌗或高角病例面下 1/3 可能偏大;深覆𬌗或低角病例面下 1/3 偏小。

(金 樱)

实验四　活动矫治器固位体的制作

【目的和要求】

了解活动矫治器的基本结构及各部分的作用,练习弯制活动矫治器的固位体。

【实验内容】

1. **示教**　制作活动矫治器固位体:邻间钩、改良环卡、改良箭头卡。
2. **实验**　弯制活动矫治器固位体:邻间钩、改良环卡、改良箭头卡。

【实验用品】

上颌工作模型一个、0.7mm 硬不锈钢丝、0.8mm 硬不锈钢丝、长鼻钳、日月钳、切断钳、大蜡刀、酒精灯、蜡刀架、红铅笔、小蜡刀、雕刻刀、火柴等。

【方法和步骤】

首先在模型的组织面涂一层分离剂,然后进行活动矫治器固位体的弯制。

1. **邻间钩**　常固位于临床牙冠较长,触点好的前磨牙或磨牙上,用直径 0.7mm 或 0.8mm 硬不锈钢丝弯制。

弯制前,用小刀修去基牙邻间隙龈乳头尖部的石膏约 0.5mm。用长鼻钳将钢丝一端弯成略小于 90° 的角,留 0.5mm 作为固位钩,多余部分用切断钳剪去,用轮形石磨成三角形斜面,尖端磨圆钝,钩背磨光滑。将此固位钩置于已修整好的邻间隙触点下,用红蓝铅笔作记号,再用日月钳将钢丝沿邻牙颊外展隙、𬌗外展隙弯至舌侧形成连接体(图 4-1)。

2. **改良环卡**　常固位于支抗磨牙上,用直径 0.8mm 硬不锈钢丝弯制。

弯制前,用雕刻刀将此磨牙近远中邻间隙和龈缘区的石膏修去 0.5mm。取一段 0.8mm 硬不锈钢丝,用长鼻钳将其中段弯成弧形,此弧形大小与基牙宽度基

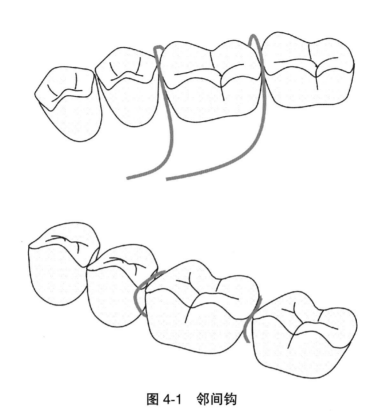

图 4-1 邻间钩

本一致,用日月钳将钢丝一端与基牙近中邻间隙弯贴合,再沿𬌗外展隙经𬌗面进入舌侧,形成连接体。调整钢丝弧形使其与基牙远中邻间隙贴合,再沿𬌗外展隙经𬌗面进入舌侧形成连接体(图 4-2)。

3. 改良箭头卡 常固位于磨牙或前磨牙上,弯制前用小刀修去磨牙或前磨牙近远中邻间隙龈乳头区石膏约 0.5mm。

取直径 0.8mm 硬不锈钢丝一段,在钢丝中份,以基牙颊面近远中宽度形成桥体,将钢丝两端弯向同侧方向并与桥体呈略小于 90°,再弯制两端箭头,并用长鼻钳将箭头转向牙冠近远中面的邻间隙方向,使其与牙长轴呈 45°,并紧贴于颊面近远中轴角区。桥体一般应位于牙冠中份,与牙𬌗平面平行并离开牙面(桥体上可焊接拉钩、颊面管等附件),将两端钢丝经基牙𬌗外展隙转向舌侧形成连接体。如图 4-3 所示,从牙齿的近远中向观察,箭头卡的弹力臂离开牙面,箭头尖端紧紧卡抱住牙齿的近中轴角和远中轴角的颈部,横梁悬空离开牙面。

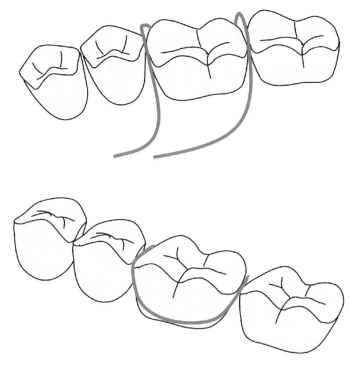

图 4-2　改良环卡

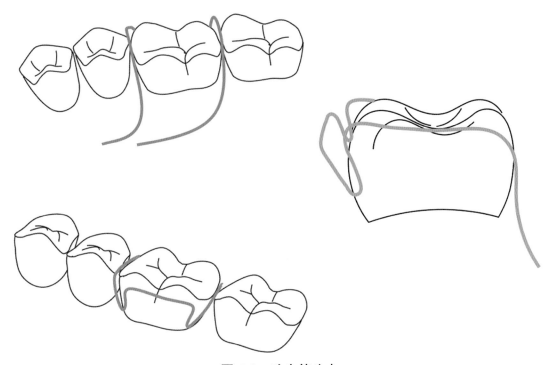

图 4-3　改良箭头卡

（徐　晖）

实验五　活动矫治器各类弹簧、双曲唇弓的制作及充胶示教

【目的和要求】

掌握双曲舌簧、分裂簧及双曲唇弓的弯制，了解制作活动矫治器的全过程。

【实验内容】

1. 观察活动矫治器的双曲舌簧、分裂簧及双曲唇弓。
2. **示教**　双曲舌簧、分裂簧、双曲唇弓的弯制，自凝树脂糊塑基托。
3. **实验**　弯制双曲舌簧、分裂簧、双曲唇弓。

【实验用品】

海藻酸钠分离剂、毛笔、自凝树脂牙托粉（水）、调拌刀、调拌杯、玻璃纸、雕刻刀、小蜡刀、大蜡刀、蜡刀架、酒精灯、火柴、牙科蜡、𬌗架、上颌工作模型、0.5mm硬不锈钢丝或者 0.016inch（1inch ≈ 2.54cm）澳丝、0.9mm 或 1.0mm 硬不锈钢丝、0.7mm 硬不锈钢丝、长鼻钳、日月钳、切断钳、红铅笔等。

【方法和步骤】

1. **双曲舌簧**　取一段直径0.5mm硬不锈钢丝或者0.016inch（1inch ≈ 2.54cm）澳丝，用日月钳弯制第一个曲，使之与错位牙舌侧颈缘外形一致，宽度不超过牙冠近远中径，再弯制第二个曲。两个曲要圆钝，不能形成角度，以防加力时容易折断。用长鼻钳夹住这两个曲形成的平面，把钢丝向下弯曲，形成约90°的连接体。调节平面使之与牙长轴基本垂直，位于牙舌侧颈部，完成后如图 5-1 所示。

2. **分裂簧**　取一段直径 0.9mm 或 1.0mm 的硬不锈钢丝，弯制成一个近似菱形的曲，菱形的角要圆钝，不能形成尖角，以防加力时在尖角处折断。菱形开

口正对腭中缝(或者需要扩宽的牙弓段中份),连接体转弯处正对尖牙和第一前磨牙的触点,形成与腭部弧形一致的连接体,分裂簧曲部应离开腭侧黏膜约 1mm(图 5-2)。

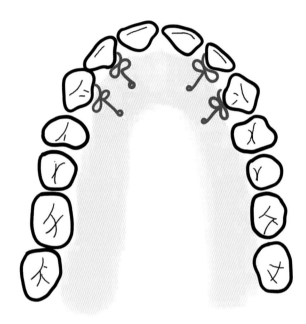

图 5-1　双曲舌簧示意图

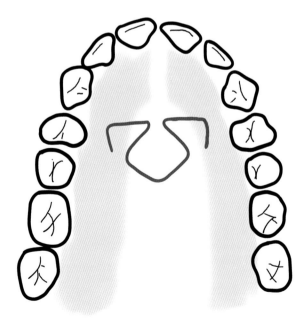

图 5-2　分裂簧示意图

3. **双曲唇弓**　取一段直径 0.7mm 硬不锈钢丝,沿前牙牙冠唇面 1/2 处弯制成与切牙接触的弧形至两侧尖牙中 1/3 处,分别向龈方弯制两个 "U" 形曲,再经尖牙与第一前磨牙的颊外展隙、殆外展隙到腭侧形成连接体。注意左右连接体需要合拢,防止基托折断(图 5-3)。

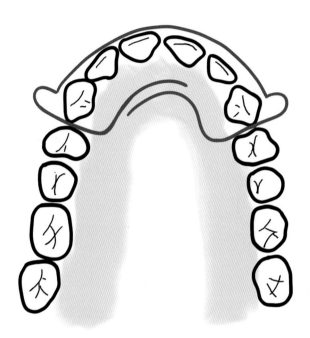

图 5-3　双曲唇弓示意图

4. **自凝树脂糊塑方法和步骤**

(1)用毛笔蘸海藻酸钠分离剂涂于石膏模型组织面,用牙科蜡将弯制好的唇弓、卡环及各类弹簧固定在模型上。各类弹簧的作用力部分需用蜡包埋,以免糊塑时自凝树脂进入曲部,影响加力。

(2)将适量自凝牙托粉倒入调拌杯中,再沿小杯壁滴入适量自凝牙托水,用调拌刀搅拌均匀待用(冬天室内气温低时可将调拌杯置于手心适当加温以加快凝聚)。

(3)自凝树脂聚合至丝状期(冬天可至丝状晚期),取适量自凝树脂先包埋连接体,再糊塑组织面其余部分,厚度 1.5~2mm,用大蜡刀蘸牙托水或用玻璃纸蘸冷水抹光基托表面,待聚合完全硬固后,从模型上取下矫治器,打磨抛光基托,完成矫治器的制作。

(方　婕)

实验六　殆垫式反殆矫治器的制作

【目的和要求】

通过制作殆垫式反殆矫治器,掌握殆垫式矫治器矫治前牙反殆的基本原理与制作方法,复习反殆的治疗原则及常用矫治方法。

【实验内容】

1. 了解常用活动矫治器固位体及正畸弹簧。
2. 设计并制作殆垫式反殆矫治器。

【实验用品】

上下颌工作模型、0.8mm 硬不锈钢丝、0.5mm 硬不锈钢丝、牙科蜡片、简单殆架、长鼻钳、日月钳、切断钳、蜡刀、酒精灯、蜡刀架、红蓝记号笔、雕刻刀、火柴、海藻酸钠分离剂、自凝树脂牙托粉(水)、调拌刀、调拌杯、棉签、无菌手套、一次性医用口罩。

【方法和步骤】

1. **取上下颌印模,灌注工作模型**　要求工作模型上的牙、牙槽骨、颊系带形态清晰、准确。

2. **取下颌后退位咬合记录**　引导患者重复下颌后退位,点燃酒精灯,将牙科蜡片在酒精灯上烤软并叠至形成厚 4~5mm,宽约 8mm 的殆堤,将蜡殆堤放在患者的下颌牙弓上,嘱患者重复下颌后退位时咬蜡,咬蜡时将雕刻刀插入蜡殆堤里反覆殆最深的牙的切缘处,以保证咬合充分打开。

3. **上殆架**　按所取得的蜡咬合记录放置上下颌工作模型,以橡皮筋固定上下颌工作模型与蜡咬合记录的相对位置,调整简单殆架的垂直高度,使其高于上下颌工作模型,用石膏将上下颌工作模型固定在简单殆架上。

4. 画设计线、修整模型　用蓝色记号笔在上颌工作模型上画出固位体、连接体及双曲舌簧的位置,用红色记号笔标记出基托位置。用雕刻刀在固位体部位做牙体预备,并去除基托范围内工作模型表面的石膏瘤。

5. 弯制固位体　使用 0.8mm 硬不锈钢丝弯制邻间钩,邻间钩可放置于前磨牙间或前磨牙与磨牙间固位。在不锈钢丝末端 0.6~0.8mm 处弯制直角或稍小于直角形态的钩,插入两颗牙间楔状隙触点龈方以增加活动矫治器的固位。连接体于殆外展隙处越过殆面后沿腭部组织形态走行,最后埋入基托内。

6. 弯制双曲舌簧　使用 0.5mm 硬不锈钢丝弯制双曲舌簧。双曲舌簧游离端位于牙齿舌侧牙颈部,簧长度与牙冠近远中径一致。连接体弯制小圈或多折曲埋入基托内,以增加连接体与基托的接触体积。

7. 涂分离剂　使用海藻酸钠分离剂涂布于基托标记范围处,涂布面积稍大于基托标记,可使用三用枪喷气使分离剂均匀分布于工作模型表面。

8. 固定固位体与双曲舌簧　用牙科蜡将邻间钩、双曲舌簧固定于模型上,并用蜡包埋邻间钩插入邻触点部分,以及双曲舌簧的弹簧平面。

9. 充胶　用自凝树脂充填基托及殆垫,使下颌模型慢慢合拢来确定殆垫高度,并形成殆垫的殆面解剖形态。用雕刻刀去除边缘多余的树脂,再用棉签蘸自凝树脂牙托水修整基托与殆垫表面,以减少打磨工作量。

10. 完成　待树脂硬固后取下矫治器。如果脱模困难,可以将带有模型的矫治器放入水中浸透以方便将其取下。用雕刻刀先去除固定邻间钩及双曲舌簧的蜡,再插入矫治器与模型之间并轻轻撬动以取下矫治器,然后将矫治器表面剩余固定蜡去除。打磨、抛光后,矫治器制作完成(图 6-1)。戴入患者口内如图 6-2 所示。

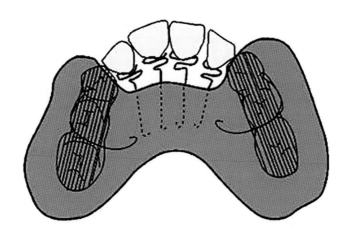

图 6-1　双曲舌簧殆垫式反殆矫治器

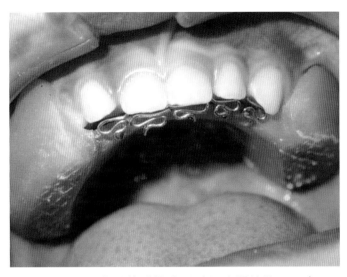

图 6-2　双曲舌簧𬌗垫式反𬌗矫治器就位于口内

【操作要点】

1. 𬌗垫式反𬌗矫治器可适用于乳牙𬌗、替牙𬌗及恒牙𬌗的前牙反𬌗矫治，应根据牙冠形态合理设计固位体。

2. 𬌗垫式反𬌗矫治器中，𬌗垫高度以解除前牙反覆𬌗为度，因此需要取下颌后退位的咬合关系蜡记录，以此上下颌咬合关系的模型上𬌗架，在𬌗架上完成𬌗垫的充胶并确定𬌗垫高度。𬌗垫的咬合面可以为雕刻沟槽的非解剖式𬌗垫，也可以是通过对颌模型制作的解剖式𬌗垫。

3. 弯制邻间钩时，需要在模型上放置邻间钩的邻牙楔状隙处进行修整，可根据触点龈方空间的大小设计邻间钩插入的长度，邻间钩进入楔状隙触点龈方空间长度增加时可增加固位力，但是需要注意，固位力过大时可能造成矫治器取戴困难。

4. 双曲舌簧的初始位置应该使弹簧处于闭合状态，并尽量放置于前牙舌侧颈部，当舌簧打开时产生的弹力使牙发生更多整体移动。

（简　繁　赖文莉）

实验七 功能性矫治器——Activator矫治器的制作

【目的和要求】

1. 观察 Activator 矫治器，了解其基本结构及各部分作用。
2. 通过观察示教及操作，对 Activator 矫治器的制作过程及注意事项有初步认识。

【实验内容】

Activator 矫治器的制作方法及步骤。

【实验用品】

消毒检查盘一套、漱口杯、各型托盘、酒精灯、藻酸钠印模材料、石膏、橡皮碗、调拌刀、玻片、牙科蜡片、大蜡刀、蜡刀架、简单𬌗架、0.9mm 硬不锈钢丝、长鼻钳、日月钳、切断钳、记号笔、雕刻刀、自凝树脂牙托粉（水）、火柴等。

【方法和步骤】

Activator 矫治器由上颌前牙唇弓（诱导丝）与连接上下颌的基托两部分组成（图 7-1）。

制作方法和步骤如下：

1. **取上下颌印模，灌注石膏模型** 印模应准确反映软硬组织的情况。为了制作患者配戴舒适的 Activator 矫治器，获取良好的舌侧软组织伸展范围非常重要，在取模时应让患者多做舌部的功能运动。

2. **𬌗重建** 临床通过前牙覆盖大小来决定𬌗重建时的前伸量。一般而言，下颌前移量与垂直打开量之和可以控制在 8~10mm。若覆盖较大，一次不宜前伸过多，在𬌗重建时可以分次前伸。对于下颌 Spee 曲线曲度过大的患者，𬌗重建时后牙区垂直间隙可以适当增大（图 7-2）。

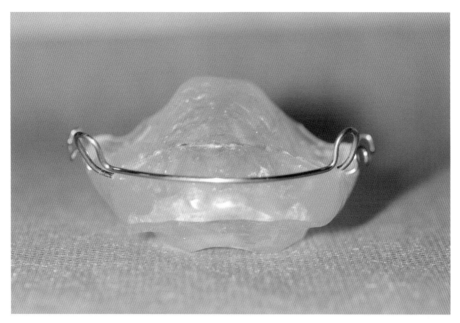

图 7-1 Activator矫治器结构:上颌前牙唇弓、后牙卡环和基托

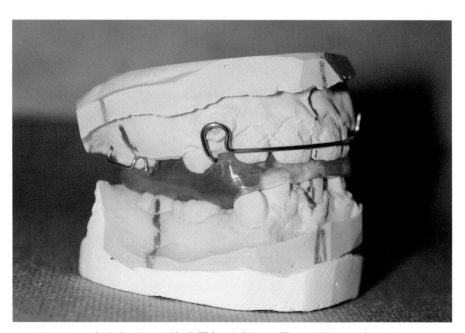

图 7-2 殆重建时下颌前移量与垂直打开量之和应控制在 8~10mm

当引导患者反复练习并前伸下颌至正常𬌗重建位置后,应检查患者下颌是否居中,若下颌前伸时有偏斜需引导患者重新练习,直至重建的𬌗关系正确为止。然后用厚约 6~7mm 的软蜡条放在患者的下颌牙弓咬合面,嘱患者下颌尽量前伸达练习时的位置咬蜡,重建咬合关系。

3. **上𬌗架** 按蜡咬合记录将上下颌模型固定在𬌗架上,为便于后期糊塑树脂,应将模型的后份固定在𬌗架的前方或侧方。

4. **画线** 在模型上用铅笔画出上颌前牙唇弓(诱导丝)的位置及基托上下伸展的周界。

5. **弯制钢丝** 用直径 0.8mm 硬不锈钢丝弯制箭头卡环固位;用直径 0.9~1.0mm 硬不锈钢丝弯制唇弓,可弯制普通的双曲唇弓,也可弯制带水平曲的唇弓。钢丝经尖牙与第一前磨牙邻间隙进入腭部形成连接体,注意钢丝不应与牙尖及第一前磨牙接触。用蜡将诱导丝固定在上颌模型上。一般安氏 Ⅱ 类 1 分类患者,诱导丝放在上颌,可做成垂直双曲或水平双曲唇弓(图 7-3)。

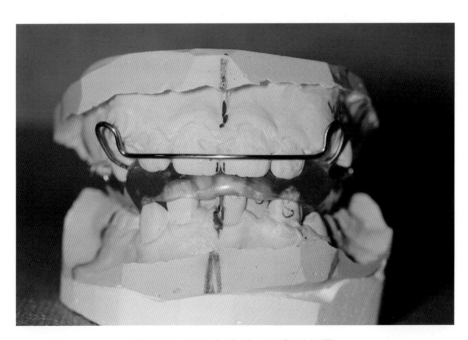

图 7-3 唇弓在模型上的弯制位置

6. **分离剂** 用毛笔将海藻酸钠分离剂涂于模型组织面。

7. **糊塑自凝树脂** 调拌自凝树脂,于丝状晚期时,先分别糊塑上颌腭部及上颌后牙舌面,再糊塑下颌舌侧基托及下颌牙舌面,并用玻璃纸或大蜡刀使树脂表面平整光滑。然后将上下颌模型合拢,再调拌树脂至丝状后期时涂塑树脂于上下颌间咬合面部分,并与牙冠舌侧树脂连成一整体。基托的范围:上颌至最后一颗磨牙,呈马蹄形;下颌基托至最后一颗磨牙。Activator 矫治器完成后如图 7-4 和图 7-5 所示。

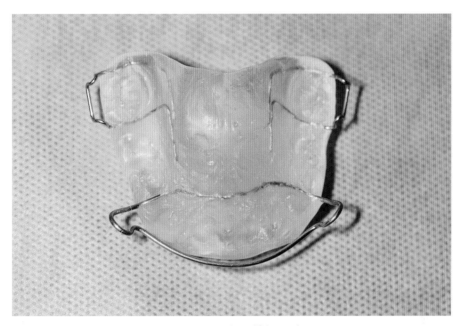

图 7-4 Activator 矫治器基托形态组织面观

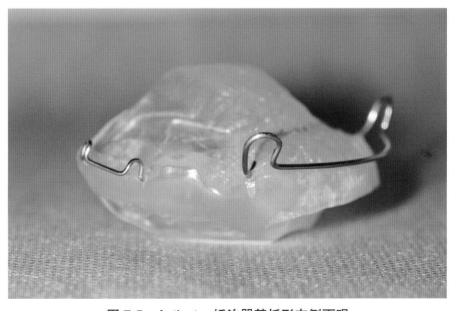

图 7-5 Activator 矫治器基托形态侧面观

8. 打磨抛光　待树脂硬固后,从𬌗架上取下矫治器,打磨、抛光,制作完成。戴入患者口内后,𬌗面诱导面需要根据临床实际情况调磨形成。

【注意事项】

(1)在打磨时,对有牙处的组织边缘不进行修整,任何针对特定牙列引导的调磨,均由医师在患者椅旁完成。

(2)可以增加固位体,其目的在于减少矫治器的松动度,有利于初戴患者的合作,增加矫治器的配戴时间。具体方法为:在上颌第二前磨牙与第一磨牙间加球状卡;或在上颌第一磨牙上加改良箭头卡;或在上颌最后一颗磨牙上放置单臂卡(图7-6)。

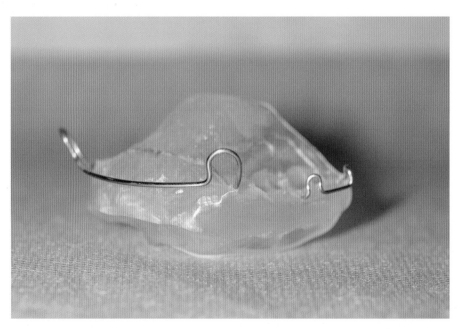

图 7-6　Activator 矫治器在上颌第一磨牙上加改良箭头卡增强固位

(3)当Ⅱ类患者覆盖较大、颏部肌肉紧张时,可以在下颌增加下唇挡以支开紧张的唇肌与颏肌,消除下唇对下颌前牙的异常肌张力。

(4)为了患者配戴舒适,可将上颌基托减小,设计上颌腭面用 U 形丝连接。U 形丝可用 1.0~1.2mm 硬不锈钢丝弯制,连接左右基托。

(5)若有个别后牙或前牙舌向错位,可在 Activator 矫治器上加双曲舌簧,改正错位的牙齿。在改正错位牙的过程中应注意增加矫治器的固位。

（6）对于上颌前突患者，可考虑 Activator 矫治器与 J 钩或口外弓联合应用，以抑制上颌生长。

（唐　甜）

实验八　功能性矫治器——Frankel 矫治器的制作

【目的和要求】

初步掌握 Frankel 矫治器的基本制作流程和具体制作方法。

【实验内容】

Frankel Ⅰ（Ⅰb）型矫治器的制作方法及步骤。

【实验用品】

印模材料、石膏、托盘、调拌刀、调拌碗、镜子、红蜡片、酒精灯、剪刀、简单𬌗架、硬不锈钢丝（1.2mm、1.0mm、0.9mm、0.8mm、0.6mm、0.5mm）、梯形钳、切断钳、雕刻刀、自凝树脂牙托粉（水）、分离剂、慢速机头、磨头、抛光杯、铅笔、尺子等。

【方法和步骤】

1. **取印模、灌注模型**　印模应包括全牙列、牙槽突、前庭区、系带及上颌结节。灌注模型时模型的边缘应有 5mm 左右的宽度以供铺隔离蜡。

2. **𬌗重建**　患者对着镜子反复练习下颌伸至上下颌切牙切对切关系（如覆盖过大，可让下颌前伸约 6mm），然后用厚约 6~7mm 的软蜡条放在患者的下颌牙弓咬合面，嘱下颌尽量前伸达练习时的位置咬合，使后牙打开约 3mm，重建咬合关系。

3. **上𬌗架**　将上下颌模型按𬌗重建的蜡堤固定于简单𬌗架上。

4. **修整模型**

（1）修整上颌颊屏区：从尖牙牙根处的前庭沟区域向后至上颌结节，将前庭沟沿牙槽骨方向往下（龈方）修去 2~3mm，注意避让系带区。

（2）修整下唇挡区：唇挡区前庭沟向下修 4~5mm，或向下修整至距下颌切牙牙龈缘下约 12mm 处。

5. **铺隔离蜡**　在模型上用红铅笔画出颊屏的位置和周界，在周界内铺隔离蜡，上颌蜡厚约 3mm，下颌牙齿区域铺蜡约 3mm，逐渐减少至下颌黏膜转折区域约 0.5mm。蜡的表面及边缘应光滑圆钝。

6. **弯制弓丝**

（1）上颌唇弓：取 0.9mm 硬不锈钢丝一段，弯成理想规则弧形，置于上颌切牙牙冠中部并与上颌切牙接触，在侧切牙远中形成直角向龈方弯曲，在尖牙根中部轻微弯曲后末端包埋于两侧颊屏内（图 8-1，图 8-2）。

（2）腭弓：取一段 1.0~1.2mm 硬不锈钢丝，按腭顶外形弯曲，在中央部弯成一小曲，便于牙弓扩大后调整用。钢丝两端经过第二乳磨牙远中或第一前磨牙和第一磨牙之间的𬌗外展隙，向上越过隔离蜡，离开约 1mm 距离，以便于将其包埋在颊屏树脂内，再向后形成一单曲，然后向下经第一磨牙颊面转向𬌗方至中央窝形成𬌗支托，以便于牙弓向颊侧开展（图 8-2，图 8-3）。

（3）尖牙卡：用直径 0.8mm 硬不锈钢丝弯制，卡环体位于尖牙唇面，钢丝由尖牙近中绕至舌侧远中，再从尖牙与第一前磨牙间跨至颊侧，末端与𬌗平面平行并埋入颊屏内（见图 8-1，图 8-2）。

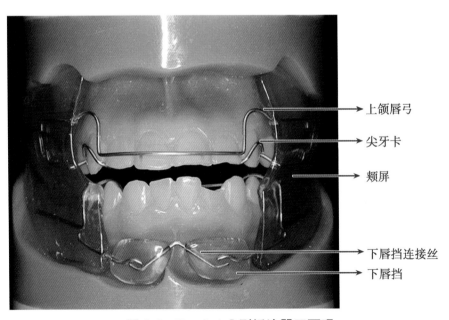

上颌唇弓

尖牙卡

颊屏

下唇挡连接丝

下唇挡

图 8-1　Frankel Ⅰ型矫治器正面观

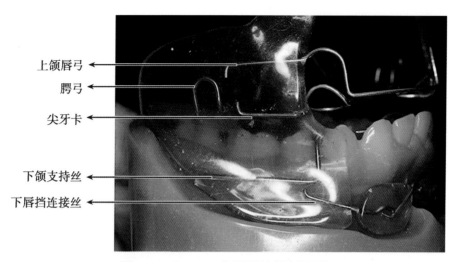

上颌唇弓
腭弓
尖牙卡
下颌支持丝
下唇挡连接丝

图 8-2　Frankel Ⅰ型矫治器侧面观

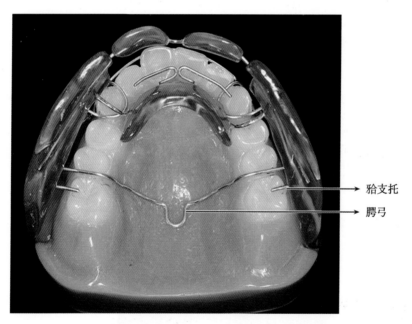

殆支托
腭弓

图 8-3　Frankel Ⅰ型矫治器上颌殆面观

（4）舌侧丝：用 0.8mm 硬不锈钢丝弯制，按下颌前牙舌侧形态弯成两根弧形丝，丝的游离臂末端向远中，置于下颌前牙舌侧隆突上，连接体埋入舌侧基托内（图 8-4）。

（5）下颌支持丝：用直径 1.2mm 硬不锈钢丝，按下颌牙弓舌侧形态弯成一弧形，钢丝两端跨过第一乳磨牙与第二乳磨牙之间或第一前磨牙与第二前磨牙之间的殆外展隙,但不与殆面接触并向外弯曲形成连接体,分别埋入颊屏与舌侧基托内(见图 8-2,图 8-4)。

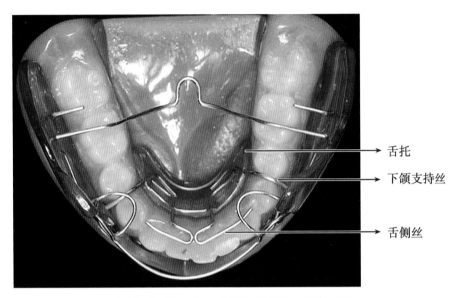

图 8-4　Frankel Ⅰ型矫治器下颌殆面观

（6）下唇挡连接丝:用 0.9mm 硬不锈钢丝弯制,下唇挡连接丝由三根组成,两根连接左右两侧颊屏和下唇挡,中间一根连接两侧下唇挡,中间弯曲避开下唇系带(见图 8-1,图 8-2)。

7. 充胶,Frankel 矫治器制作完成　模型涂布分离剂,使用蜡将弯制好的钢丝准确地固定于模型上,然后用自凝树脂糊塑舌侧基托、颊屏和唇挡,树脂厚度约 2~2.5mm。待胶硬固后,将矫治器从模型上取下,打磨、抛光,Frankel 矫治器制作完成。

（何姝姝）

实验九　功能性矫治器——Twin block 矫治器的制作

【目的和要求】

初步掌握 Twin block 矫治器的基本制作流程和具体制作方法。

【实验内容】

Twin block 矫治器的制作方法及步骤。

【实验用品】

印模材料、石膏、托盘、调拌刀、调拌碗、镜子、红蜡片、酒精灯、剪刀、玻璃纸、简单𬌗架、不锈钢丝（0.7mm、0.8mm）、梯形钳、切断钳、雕刻刀、自凝树脂牙托粉（水）、分离剂、慢速机头、磨头、抛光杯、铅笔、尺子等。

【方法和步骤】

Twin block 矫治器，又称双板矫治器，包括上颌、下颌两个部分，此矫治器可以是活动的，也可以是固定的。双板矫治器由固位体与基托两部分组成。必要时可添加扩弓装置。现介绍针对安氏Ⅱ类 1 分类的双板矫治器的制作方法及步骤。

1. 取上下颌印模，灌注石膏模型。

2. 咬合重建。先让患者反复练习下颌伸至上下颌切牙切对切的关系，一般下颌前伸 5~7mm，前牙间打开 2~4mm，第一前磨牙区打开咬合 5~6mm，以利于下颌后牙的萌出，减少深覆𬌗。如果患者覆盖大于 10mm，一次最多前伸约 7mm，可在治疗过程中逐渐增加下颌的前导，然后用厚 6~7mm 的软蜡条放在患者的下颌牙弓咬合面上,并嘱其下颌尽量前伸达到练习的位置时咬合,以完成咬合关系重建。

3. 按蜡咬合记录将上下颌模型固定在𬌗架上,为便于以后糊塑树脂,应将模型的后份固定在𬌗架的侧方。

4. 在上颌模型上用铅笔画出磨牙的箭头卡位置及前牙的唇弓位置,并用直径 0.8mm 硬不锈钢丝弯制上颌双侧磨牙的箭头卡环,用 0.7mm 或 0.8mm 硬不锈钢丝弯制上颌唇弓。根据上颌牙冠的萌出情况,可以在上颌酌情增加邻间钩等固位体。如果需要扩宽上颌牙弓,还可以在上颌腭侧增加菱形扩弓簧或者成品的扩弓器。注意,弯制好的箭头卡及唇弓在腭侧的连接体应有重叠,以保证基托的强度。

5. 在下颌模型上用直径 0.8mm 硬不锈钢丝弯制下颌前磨牙的固位箭头卡环,下颌前牙可放置 0.8mm 硬不锈钢丝弯制的邻间钩或者成品邻间钩,固位体的钢丝经邻间隙进入腭部形成连接体。同样需要注意,弯制好的箭头卡及邻间钩在腭侧的连接体应有重叠,以保证基托的强度。

6. 用蜡将固位体及唇弓分别固定在对应的石膏模型上,注意此时腭(舌)侧的固位体应离开腭(舌)黏膜约 1mm,以保证充胶时连接体被基托充分包埋。

7. 用毛笔将海藻酸钠分离剂涂于上下颌模型组织面及𬌗面,晾干。

8. 调拌自凝树脂,于丝状晚期开始,分别糊塑上颌腭部、上颌后牙腭面及𬌗面,形成矫治器上颌部分斜面。斜面一般位于第一、第二前磨牙之间,斜面一般与𬌗平面呈 70°。注意如果有扩弓装置,勿将塑胶流入扩弓装置的开关处。𬌗垫延伸区域根据临床需要可延至最后一颗磨牙处。

待上颌塑胶硬固后,在上颌部分的斜面𬌗垫上铺玻璃纸,糊塑下颌舌侧基托、下颌牙舌面及带 70° 斜面的𬌗面,用大蜡刀使树脂表面平整光滑。注意上下颌斜面部分一定要吻合,才能对下颌产生向前的推力。下颌舌侧的基托可根据临床需要适当延伸至双侧磨牙区域。

9. 待下颌矫治器树脂硬固后,从𬌗架上取出上下颌的矫治器,打磨、抛光,制作完成(图 9-1)。

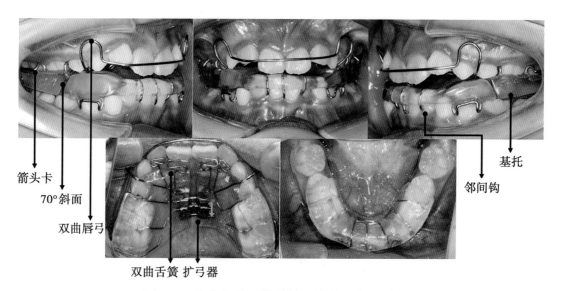

箭头卡

70°斜面

双曲唇弓

双曲舌簧 扩弓器

邻间钩

基托

图 9-1　临床中常用的带扩弓器的双板矫治器

（段沛沛）

实验十　Nance 托、横腭杆、舌弓的制作

【目的和要求】

通过制作 Nance 托、横腭杆（TPA）、舌弓，掌握它们的组成、使用原理与制作方法。

【实验内容】

1. 制作 Nance 托。
2. 制作 TPA。
3. 制作舌弓。

【实验用品】

Nance 托：梯形钳、日月钳、切断钳、0.9mm 或 1.0mm 硬不锈钢丝、上颌磨牙带环、石膏、蜡刀、雕刻刀、酒精灯、红铅笔、火柴、红蜡片、海藻酸钠分离剂一瓶、毛笔、自凝树脂牙托粉（水）、调拌刀、调拌杯、焊枪、焊媒、焊金。

TPA：梯形钳、日月钳、切断钳、0.9mm 或 1.0mm 硬不锈钢丝，上颌磨牙带环、石膏、蜡刀、雕刻刀、酒精灯、红铅笔、火柴、红蜡片、海藻酸钠分离剂一瓶、毛笔、调拌刀、调拌杯、焊枪、焊媒、焊金。

舌弓：梯形钳、日月钳、切断钳、0.9mm 或 1.0mm 硬不锈钢丝，下颌磨牙带环、石膏、蜡刀、酒精灯、红铅笔、火柴、红蜡片、海藻酸钠分离剂一瓶、毛笔、调拌刀、调拌杯、焊枪、焊媒、焊金。

【方法和步骤】

1. **Nance 托（图 10-1）**　主要用于加强上颌磨牙矢状向的支抗，其制作步骤如下：

（1）选择合适的磨牙带环，磨改修整，口内试戴合适。

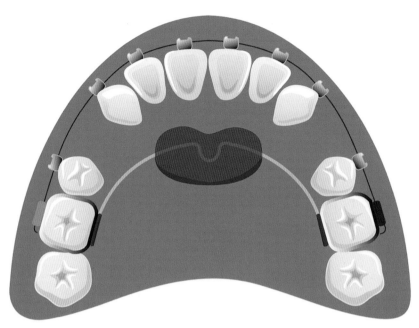

图 10-1　Nance 托

（2）取印模,然后将带环在印模中完全复位,检查印模是否完整清晰,尤其在 Nance 托范围内必须清晰、无气泡。灌模前用热蜡局部固定带环的舌侧,然后调拌石膏,灌注模型。灌注时既要避免产生气泡,也要避免抖动带环。

（3）待石膏模型凝固变硬后,用蜡刀除蜡。这样磨牙带环的舌侧是空的,后期焊接时不容易传热。

（4）用红铅笔轻轻绘出钢丝的走向与胶托的位置及范围。胶托位置在硬腭部斜坡处最陡,矢状向大约位于两侧尖牙远中、前磨牙连线范围,注意与上颌前牙保持充分距离,避免内收前牙时抵到前牙。钢丝前中部呈波浪形,位于前腭斜面,即胶托的前后向中份处。

（5）取一段直径 0.9mm 或 1.0mm 硬不锈钢丝,按标记线的走向弯制,注意钢丝部分离开腭黏膜 0.5~1.0mm。两侧钢丝末端位于带环的舌侧龈缘上方。

（6）将弯制好的钢丝用蜡固定。固定区域位于胶托与带环之间,略偏胶托。

（7）用毛笔将海藻酸钠分离剂涂布于工作模型组织面,用气枪吹成薄薄的一层,并吹去钢丝上的分离剂。

（8）调拌适量自凝树脂,按照画线范围充胶。

（9）待自凝树脂硬固后,调拌适量石膏遮于胶托及钢丝表面,用于固定、隔热,注意带环焊接处的钢丝应暴露。前期已经在带环舌侧焊接面预备了间隙,可避免焊接时散热过快导致焊接失败。取适量焊媒置于焊接面,用焊枪加热至焊媒干燥,将提前剪好的适量焊金置于焊接面,加热直至焊金融化流动,停火,用水冷却。

（10）将 Nance 托从模型上小心取下,仔细打磨、抛光、消毒,制作完成。打磨、抛光时需要注意保护好腭托的组织面。

2. TPA（图 10-2）　可用于防止磨牙伸长,也可联合微种植体支抗用于压低磨牙等,制作步骤如下:

（1）选择合适的磨牙带环,磨改修整后,口内试戴合适。取印模,然后将带环在阴模中完全复位,灌模前用热蜡局部固定带环的舌侧,然后调拌石膏,灌注模型。灌注时既要避免产生气泡,也要避免抖动带环。待石膏模型凝固变硬后,用蜡刀除蜡。

（2）横腭杆用直径 0.9mm 或 1.0mm 硬不锈钢丝弯制。先弯中部 U 形曲,曲的宽度约 8mm,U 形曲突向远中,曲位于腭杆中部。横腭杆与上腭间保持约 2mm 间隙（目的为垂直压入牙齿时,需离开腭黏膜 3~4mm）,以免压迫腭黏膜。再弯双侧末端,使之接触于带环舌面龈缘上方,横腭杆连接臂应与磨牙带环相吻合。

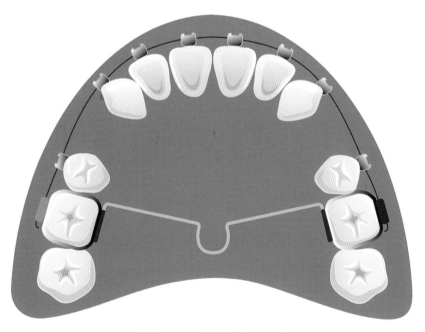

图 10-2　横腭杆（TPA）

（3）先用蜡在 U 形曲处将横腭杆进行固定，然后用石膏固定。由于前期固定带环时，舌侧部分是蜡，应将带环舌侧焊接部位对应的蜡去除，即可预备出间隙，便于焊接。

（4）将横腭杆焊接固位于带环上，方法同 Nance 托的制作。

（5）将焊接部位抛光、消毒，制作完成。

3. **舌弓**（图 10-3） 可防止下颌磨牙舌倾，联合微种植支抗用于压低下磨牙等，制作步骤如下：

（1）选择合适的磨牙带环，磨改修整后，口内试戴合适。取印模，然后将带环在阴模中完全复位，灌模前用热蜡局部固定带环的舌侧，然后调拌石膏，灌注模型。灌注时既要避免产生气泡，也要避免抖动带环。待石膏模型凝固变硬后，用蜡刀除蜡。

（2）用红色记号笔轻轻在模型的舌侧画出钢丝的走向。

（3）取一段直径 0.9mm 或 1.0mm 硬不锈钢丝，按红色线的走向弯制，离开牙齿舌侧黏膜 2mm（目的为垂直压入磨牙时，前牙段舌弓需离开黏膜 3~4mm）。在双侧前磨牙段舌侧弯制 U 形曲，曲宽度约 4mm，以便在治疗中调整舌弓长度。需要注意，下颌舌弓在前牙正中部应避开舌系带。使用时由于磨牙前移可导致舌弓前移压迫下颌前牙使其前倾，尤其用于压低磨牙时，舌弓应远离牙齿舌面或黏膜面。

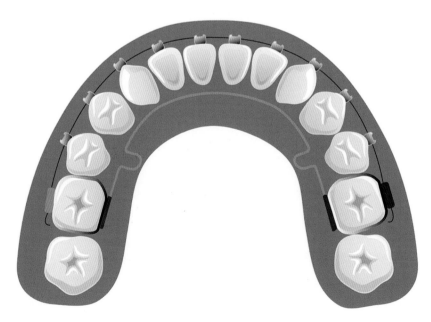

图 10-3　舌弓

（4）用蜡将弯制好的钢丝固定,固定的位置应远离带环以免影响焊接,然后用石膏固定。

（5）将舌弓焊接固位于带环上,方法同 Nance 托的制作。

（6）打磨抛光、消毒,制作完成。

（刘 钧）

实验十一 保持器的制作

【目的和要求】

掌握 Hawley 式保持器的制作。熟悉 Hawley 式保持器配戴的注意事项及保养、维护方法。掌握压膜保持器的制作过程。了解舌侧弓丝式固定保持器的制作过程。

【实验内容】

1. 观察制作完成的保持器,讲解各型保持器的功能及特点。
2. **示教**　Hawley 式保持器、压膜保持器的制作过程。
3. **实验**　制作 Hawley 式保持器和压膜保持器,并对患者进行保持器配戴注意事项及维护方法的宣教。

【实验用品】

上下颌工作模型、负压式压膜机、底座、定位环、保持器膜片(膜片的选择:0.8mm、1.0mm、1.5mm、2.0mm)、普通剪刀、金冠剪、包埋砂、耐水砂纸、0.8mm 硬不锈钢丝、0.0175inch（1inch ≈ 2.54cm）或 0.0195inch（1inch ≈ 2.54cm）麻花不锈钢丝、自凝树脂牙托粉(水)、棉签、雕刻刀、蜡刀、蜡刀架、酒精灯、打火机、红蜡片、切断钳、日月钳、梯形钳、打磨用具、红蓝铅笔等。

【方法和步骤】

(一) 制作 Hawley 式保持器

1. 取印模,灌注石膏模型。
2. **修整模型并描出基托外形**　使用雕刻刀修整模型后,用红蓝铅笔画出基托延伸范围。基托应延展至矫治系统中最后一颗牙的远中,基托后缘腭侧中部应该内收凹陷,呈抛物线形,抛物线顶端位于双侧第二前磨牙近中面连线处。

3. **弯制双曲唇弓**　双曲唇弓可辅助固位和内收切牙,用直径 0.7mm 硬不锈钢丝弯制。取一段不锈钢丝,沿前牙牙冠唇面 1/2 处弯制成与切牙接触的弧形至两侧尖牙中 1/3 处,向龈方弯成两个"U"形曲,然后经尖牙与第一前磨牙的颊外展隙,越过𬌗外展隙到腭侧形成连接体伸向腭侧基托。唇弓 U 形曲位于龈缘的龈方约 5mm,宽度略窄于尖牙,离开牙龈约 1mm。唇弓水平部位于前牙唇面中 1/3 并与牙面接触。

4. **弯制改良单臂卡**　常用于支抗磨牙上,用直径 0.8mm 硬不锈钢丝弯制,弯制前,用雕刻刀将此磨牙近远中邻间隙和龈缘区石膏修去约 0.5mm。取一段 0.8mm 硬不锈钢丝,用长鼻钳将其中段弯成弧形,此弧形大小与基牙宽度基本一致,用日月钳将钢丝一端与基牙近中邻间隙弯贴合,再沿𬌗外展隙越过𬌗面进入舌侧,形成连接体。调整钢丝弧形使其与基牙远中邻间隙贴合,再沿𬌗外展隙越过𬌗面进入舌侧形成连接体。

5. **制作基托**　在石膏模型上充分涂布海藻酸钠分离剂,干燥后用蜡将弯制好的唇弓、固位卡环固定在模型上。如前所述,调拌适量自凝树脂,以均匀厚度糊塑于基托区域,修形、光滑基托面。待完全聚合后取下,并修整打磨(图 11-1)。

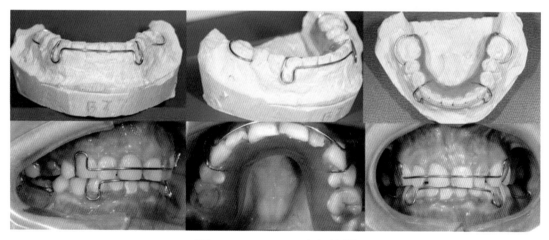

图 11-1　Hawley 式保持器

(二)制作压膜保持器

1. 取印模。

2. 灌注石膏模型,待石膏模型干后修整模型,去除硬腭及舌底部分,最好使其成"U"形,底要平并保证一定厚度。

3. 打开电源及气阀(竖直为开,水平为关),设置加热时间为 1 分 15 秒。

4. 放置模型于底座上,确保模型底部均被金属颗粒包埋,并使前牙尽量垂直于水平面,注意模型的边缘不应有金属颗粒。

5. 将膜片放置于加热架上,使保持器膜片刚好卡在环内,不能太小,以防止漏气造成压力不够,按 START 键开始加热。

6. 加热时间到后,右手将加热杆拉向前,然后左手按住左边白色按钮不动直到显示灯变黄为止,此时先松开左手按钮,再放开右手加热杆,冷却 2 分钟。

7. 冷却时间结束后,左手按住左侧白色按钮不动直至放气结束,此时右手推加热杆向后,取出已成形的压膜片进行修剪。

8. 修剪压膜保持器时,先用带齿剪刀粗略修剪,再用光滑剪刀精细修剪。

9. 用剪刀将多余的材料修剪掉,沿龈缘下 2~3mm 将其剪下,下颌唇侧保留至龈缘下约 2mm,舌侧保留至龈缘下约 0.5mm。上颌唇侧保留至龈缘下约 0.5mm,腭侧保留至龈缘下约 5mm。注意:修剪不熟练时可多保留一部分,慢慢完成,避免一次修剪过多后不能使用。

10. 压膜保持器修剪完毕后,耐水砂纸打磨边缘使其光滑无毛刺。清洗后交予患者试戴,必要时再次修整边缘,避免划伤牙龈(图 11-2)。如果觉得边缘不密合,可以用酒精灯稍加烘烤后,向内弯压,直到密合。

11. 将底座、定位环锁好,关闭电源及气阀。同样的方法,选用不同厚度保持器膜片,可以制作美白用的牙托盘、夜磨牙垫等。

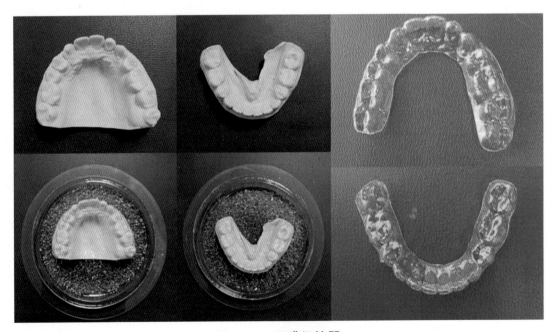

图 11-2　压膜保持器

（三）制作舌侧弓丝式固定保持器

1. 正畸完成后，保留矫治器，原位取模、灌制石膏模型。

2. 在模型的前牙舌面标出固定保持丝的位置。下颌置于舌隆突上，上颌置于咬合接触线的龈方。

3. 取 0.017 5inch（1inch ≈ 2.54cm）多股麻花不锈钢丝或 0.019 5inch（1inch ≈ 2.54cm）不锈钢丝一段，经退火后锤扁，弯制弓丝，弓丝末端回弯制成钩状，使整根弓丝与牙舌面所标记的位置密贴。也可取三段直径 0.25mm 的结扎丝拧成麻花状后进行弯制。

4. 在前牙邻间隙处，用硅橡胶重体（silicon heavy body）把弯好的保持丝固定在模型的相应位置上，使保持弓丝带有硅橡胶定位突起以备用。

5. 粘接时去除固定矫治器的托槽，把备用保持弓丝安在经酸蚀处理过的牙舌面上，用光敏树脂把保持弓丝粘接在牙舌面上。

6. 去除保持弓丝上的硅橡胶，必要时调磨早接触点，完成舌侧固定保持器的粘接（图 11-3）。

7. 进行口腔卫生教育，告知舌侧弓丝式固定保持器容易造成菌斑堆积、牙龈出血，需加强局部清洁。

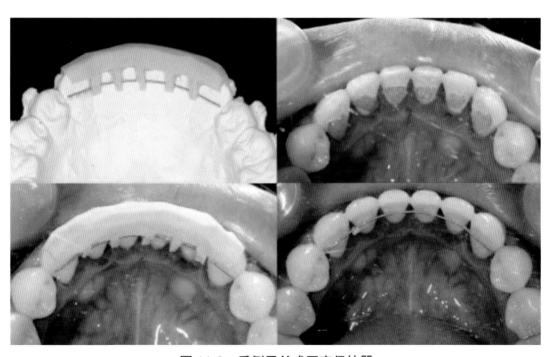

图 11-3　舌侧弓丝式固定保持器

（赵立星）

实验十二　认识正畸材料与正畸器械

【目的和要求】

认识临床常用粘接材料、弹性材料及附件材料,了解各类正畸材料的用途及特点,并认识常用正畸器械。

【实验内容】

1. 认识各类正畸材料。
2. 认识常用正畸器械。

【实验用品】

常用粘接材料、弹性材料及附件材料,常用正畸器械。

【方法和步骤】

(一) 正畸材料

1. 粘接材料

(1)玻璃离子水门汀:由粉剂和液剂组成,使用时需按比例混合调拌。主要用于粘接带环,可释放氟(图 12-1)。

(2)牙釉质粘接树脂:由底液和固体成分组成,需配套使用。光固化材料需使用光固化灯固化,如绿胶等(图 12-2)。

2. 弹性材料

(1)牵引橡皮圈:牵引橡皮圈根据力值和直径进行分类,外包装袋上一般有明确标

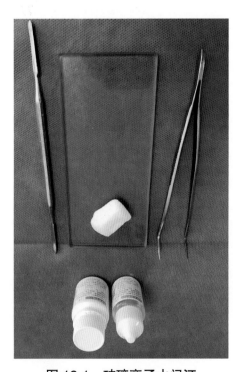

图 12-1　玻璃离子水门汀

注。用于Ⅱ类和Ⅲ类颌间牵引、颌内牵引、垂直牵引、交互牵引、三角形牵引及矩形牵引等,使牙齿关系达到尖窝相对。选择尺寸的依据是橡皮圈直径拉长一倍,即可获得额定的牵引力(图 12-3)。

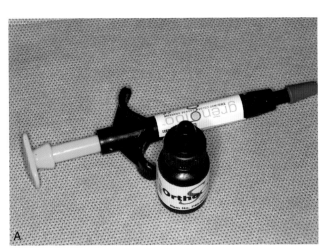
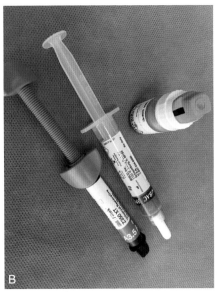

图 12-2　牙釉质粘接树脂
A. 绿胶　B. 牙釉质粘接树脂

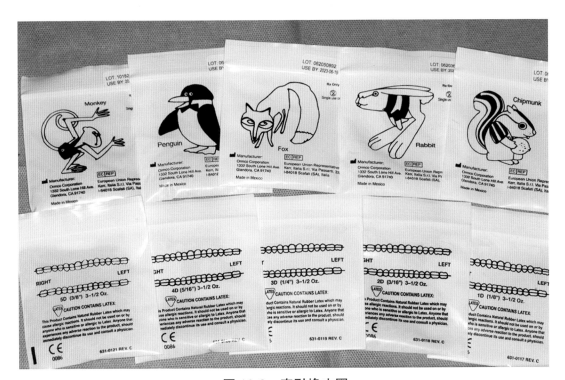

图 12-3　牵引橡皮圈

（2）链状橡皮圈：可分为长距（long）、短距（short）和紧密型（close），可用于关闭间隙（图 12-4）。

（3）结扎橡皮圈：用于结扎非自锁托槽（图 12-5）。

（4）分牙橡皮圈：用于放置带环前的分牙（图 12-6）。

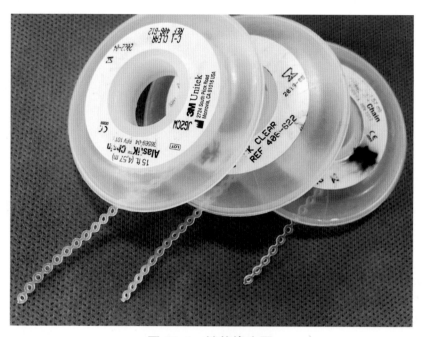

图 12-4 链状橡皮圈

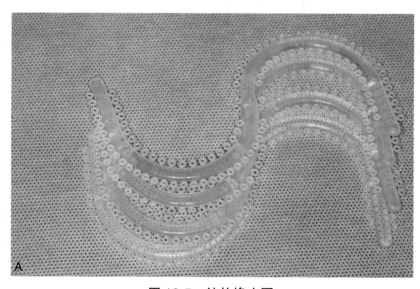

图 12-5 结扎橡皮圈

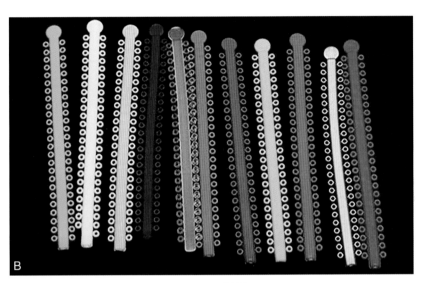

图 12-5(续)

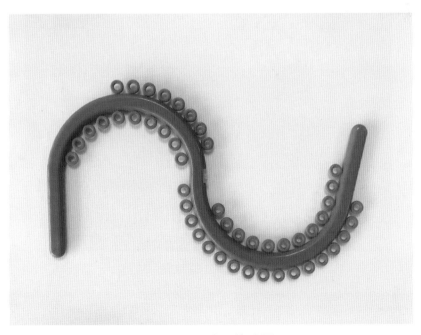

图 12-6　分牙橡皮圈

3. 其他材料

（1）螺旋簧：根据螺距不同，分为拉簧和推簧，用于关闭或者开展间隙（图 12-7）。

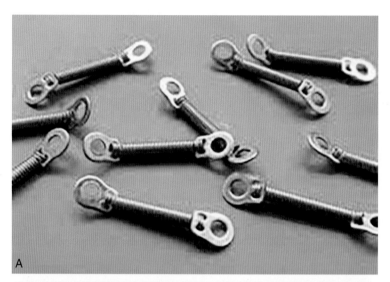

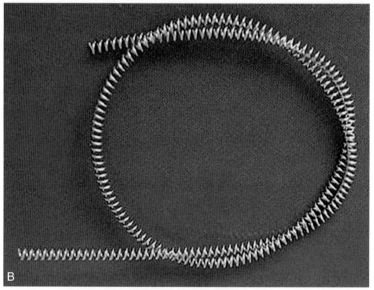

图 12-7　螺旋簧
A. 拉簧　B. 推簧

（2）转矩簧：用于个别牙或一组牙转矩的控制，如门形辅弓（图12-8）。

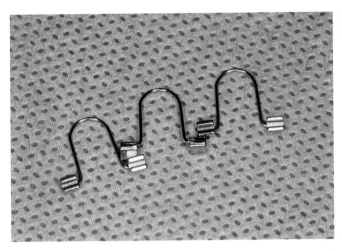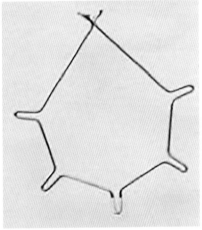

图12-8　正畸转矩簧

（3）微种植体：植入颌骨内，为正畸治疗提供骨支抗；根据植入部位不同选择不同长度的微种植体（图12-9）。

（4）牵引钩：使用牵引钩钳将牵引钩夹在主弓丝上（图12-10）。

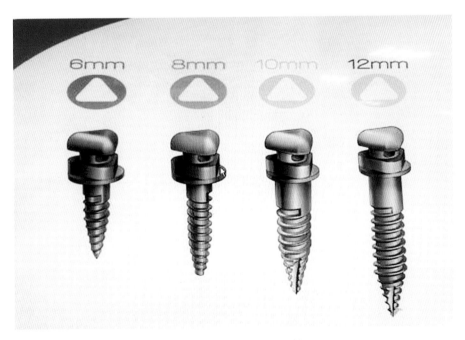

图12-9　正畸微种植体

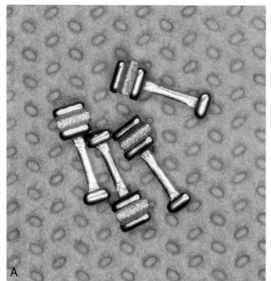

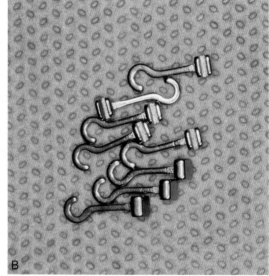

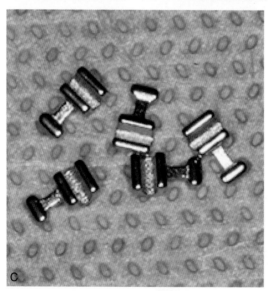

图 12-10　正畸牵引钩

A. 问号牵引钩　B. 长牵引钩　C. 短牵引钩

（5）舌侧扣：使用舌侧扣可以进行橡皮圈或橡皮链的牵引（图 12-11）。

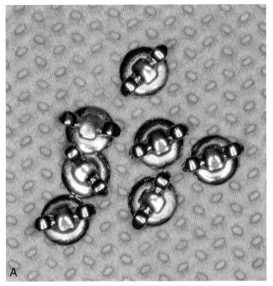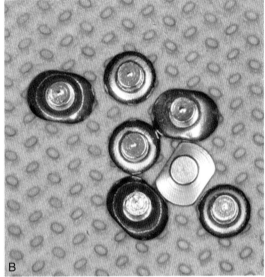

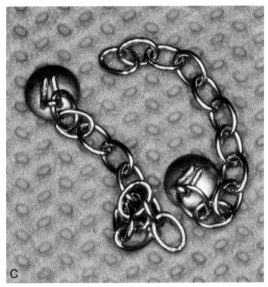

图 12-11 正畸舌侧扣
A. 双翼舌侧扣 B. 单翼舌侧扣 C. 带链舌侧扣

（二）正畸器械

1. **细丝钳** 又叫鸟嘴钳，由 1 个方喙和 1 个圆喙构成。用于弯制直径小于 0.03inch（1inch ≈ 2.54cm）的不锈钢丝（图 12-12）。

2. **方丝钳** 又叫转矩钳，用于不锈钢方丝的弯制（图 12-13）。

3. **末端切断钳** 可用于切断正畸主弓丝（图 12-14）。

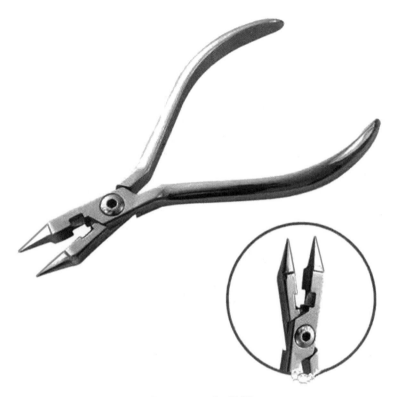

图 12-12 细丝钳

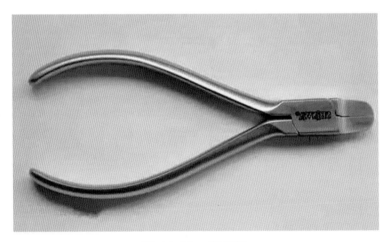

图 12-13 方丝钳

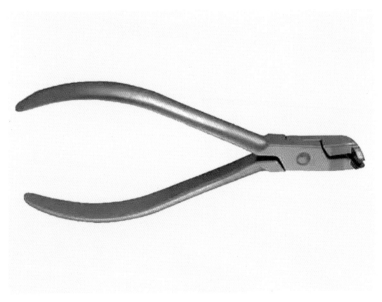

图 12-14　末端切断钳

4. **结扎丝切断钳**　用于剪断结扎丝（图 12-15）。
5. **弓丝成形器**　用于不锈钢方丝的成形（图 12-16）。
6. **正畸牵引钩钳**　用于安置牵引钩（图 12-17）。

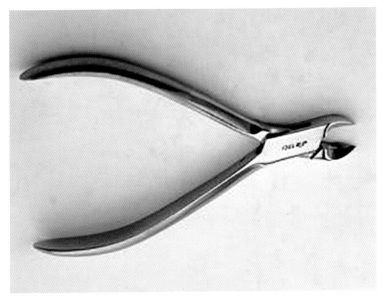

图 12-15　结扎丝切断钳

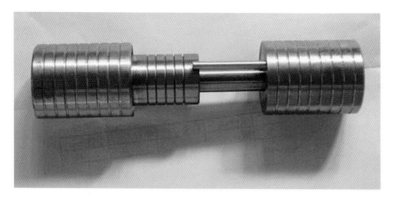

图 12-16　弓丝成形器

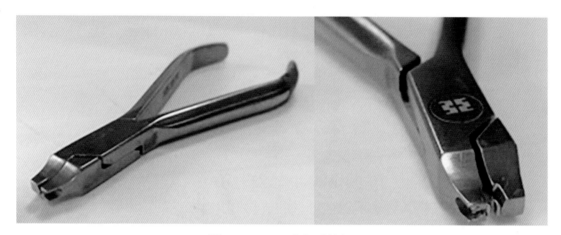

图 12-17　正畸牵引钩钳

（王　艳）

实验十三　固定矫治器各种弓丝曲的弯制

【目的和要求】

初步了解固定矫治器各种常用弓丝曲的作用、临床用途和弯制方法。

【实验内容】

1. 教师讲解固定矫治器各种常用弓丝曲的作用、临床用途,并示教弯制方法。
2. 学生练习固定矫治器各种常用弓丝曲的弯制。
3. 教师对学生弯制的弓丝曲进行评价,指出问题与不足。

【实验用品】

记号笔、末端切断钳、细丝钳、方丝钳、透明胶带、直径 0.4~0.5mm 不锈钢圆丝、0.016×0.022inch（1inch ≈ 2.54cm）不锈钢方丝和石膏牙模型等。

【方法和步骤】

一、掌握弓丝曲弯制的基本技巧

各种弓丝曲的弯制通常使用"细丝弯制钳",简称"细丝钳"。顾名思义,该钳只能用于弯制直径不超过 0.5mm 的细弓丝。弯制弓丝曲的时候,将细丝钳在弓丝转折处夹紧,右手用力握紧并保持不动,左手推动弓丝使其围绕钳喙旋转。细丝钳有两个钳喙,一圆一方。各种曲线都是通过圆喙形成的,弯制时弓丝与细丝钳圆喙呈 90° 而非与细丝钳的中心线呈 90°。在各种转折处,为使转折的位置更加精准,可先通过方喙进行初步转折,方喙弯制时钳子与弓丝垂直,再通过圆喙完成剩余转折,以免完全使用方喙所形成的转折过于锐利,易发生弓丝折断（图 13-1）。

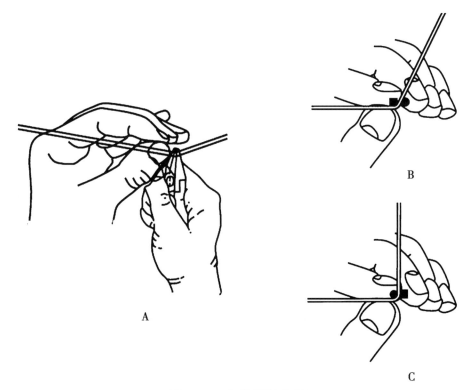

图 13-1　细丝钳的使用

A. 右手持钳,左手推动钢丝　B. 使用方喙进行弓丝初步转折　C. 使用圆喙完成剩余转折

二、练习弯制各种弹簧曲

(一) 垂直曲

垂直曲,顾名思义,曲的方向垂直于主弓丝平面。常用的有开大垂直曲和闭合垂直曲两种。

1. 开大垂直曲(图 13-2)

(1) 形状与用途:开大垂直曲为一个瘦高的英文字母"n"形。多个开大垂直曲可增加弓丝的弹性,利于其间错位牙齿上的弓丝入槽,尤其是需要牙齿唇舌向移动时。当两个开大垂直曲联用,分别抵住双侧远中的托槽使开大垂直曲部分压闭后,则可利用曲的回弹力扩展二者之间的牙列长度,发挥"开大"作用。

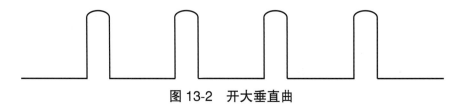

图 13-2　开大垂直曲

（2）弯制方法。

1）细丝钳沿方喙弯制 90°，形成垂直臂"1"；

2）垂直臂"1"约 5.5mm 处标记，细丝钳沿圆喙弯制半圆形；

3）半圆形弯制完成后，得到垂直臂"2"，且与垂直臂"1"平行；

4）垂直臂"2"与垂直臂"1"等高处标记，细丝钳沿方喙弯折远中端弓丝成 90°，从而完成曲的弯制。

2. 闭合垂直曲（图 13-3 ）

（1）形状与用途：闭合垂直曲像一个瘦高的英文字母"n"形下方进行了交叉封口。通过在带环末端向远中抽动弓丝，使闭合垂直曲部分闭合，其回弹力可用于关闭间隙。

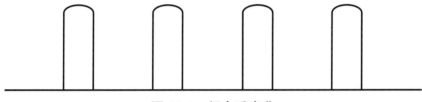

图 13-3　闭合垂直曲

（2）弯制方法。

1）细丝钳沿方喙弯折 90°，形成垂直臂"1"；

2）于垂直臂"1"约 5.5mm 处标记，细丝钳于标记处沿圆喙向弓丝起始端方向弯制半圆；

3）半圆形弯制完成后，得到垂直臂"2"，并与垂直臂"1"平行，且与弓丝起始端呈垂直相交，弓丝保持在一个平面；

4）夹持垂直臂"2"与弓丝起始端的相交点，细丝钳沿方喙弯折远中端弓丝成 90°，与起始端弓丝重叠且方向相反。

3. 带圈垂直曲（图 13-4 ）　不管是开大垂直曲还是闭合垂直曲，都可以在其"n"形顶部加一个小圈，来进一步增加弓丝长度，从而增加弹性，使得矫治力更加柔和。把弓丝围绕细丝钳圆喙旋转一周即可形成该小圈。

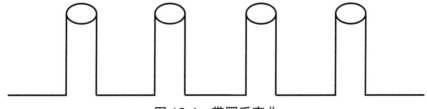

图 13-4　带圈垂直曲

（二）水平曲

（1）形状与用途：水平曲（图 13-5）成"L"形，也可在"L"转角处加一个小圈，即为带圈水平曲（图 13-6）。其作用为通过增加弓丝长度，增加其弹性。例如，两个水平曲之间的弓丝弹性大大增加，可用于错位牙的入槽排齐，或施加垂直向、颊舌向、竖直移动等方向的作用力。此外，水平曲有时也可当作牵引钩进行颌间牵引，比如在多曲方丝弓（multiloop edgewise arch wire，MEAW）技术中。

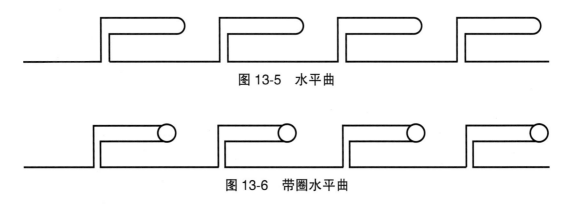

图 13-5　水平曲

图 13-6　带圈水平曲

（2）弯制方法。

1）水平曲一般由近中向远中弯制而成；

2）细丝钳沿方喙弯制 90°，形成垂直臂"1"；

3）于垂直臂"1"曲高约 2mm 处标记，细丝钳沿方喙弯制 90°，形成水平臂"1"；

4）于水平臂"1"曲高约 5.5mm 处标记，细丝钳沿圆喙弯制半圆；

5）半圆弯制完成后，得到水平臂"2"，并与水平臂"1"平行；

6）细丝钳置于垂直臂"1"延长线与水平臂"2"的交点上，沿圆喙弯折 80°后，钳向远中端稍微移动，再弯折 10°，形成 90° 弧形弯，得到垂直臂"2"，与垂直臂"1"平行相贴；

7）细丝钳夹持两垂直臂，沿方喙形成向远中 90° 角。

（三）欧米茄曲

（1）形状与用途：欧米茄曲的形状类似字母"Ω"，故而得名（图 13-7）。欧米茄曲主要起阻挡作用，又名阻挡曲，其远中抵住托槽后可以防止弓丝向后滑动及防止该牙近中移动。欧米茄曲也可以用来作为弹力结扎或颌间牵引的牵引钩。

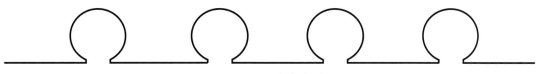

图 13-7　欧米茄曲

（2）弯制方法。

1）细丝钳沿方喙弯制 90°，钳夹持位置移动稍许，继续向近端弯折约 45°，形成锐角"1"，得到斜臂"1"；

2）于斜臂"1"约 3mm 处标记，沿圆喙约 1/2 处弯制弓丝，形成半弧形曲，直至弓丝接触锐角"1"的尖；

3）细丝钳置于曲远中底部，在距转折角约 1mm 处，沿圆喙形成曲的远中夹角（过度弯曲）；

4）细丝钳置于曲远中夹角稍上方的位置，圆喙在内，修饰弧形，并使曲底部闭合，近远端弓丝在一条直线上。

（四）小圈曲

（1）形状与用途：形似小圆圈状，故称"小圈曲"（图 13-8），可作为牵引钩使用。

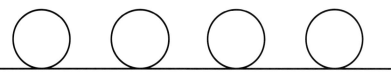

图 13-8　小圈曲

（2）弯制方法。

1）细丝钳沿圆喙弯折 90°；

2）继续弯折形成半圆；

3）调整细丝钳夹持部位，继续弯折成圆形，左右端弓丝成一条直线。

（五）匣形曲

匣形曲又称"箱状曲"，弓丝形成重叠矩形，通过增加长度增加弹性，可分为垂直作用匣形曲和正轴作用匣形曲。

1. 垂直作用匣形曲

（1）形状与用途：形似"垂直矩形箱状"，用于压低或升高牙齿（图 13-9）。

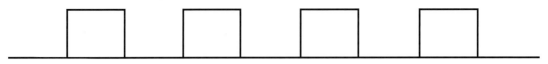

图 13-9　垂直作用匣形曲

（2）弯制方法。

1）细丝钳沿方喙弯制 90°，形成"1"段曲，在 8mm 处标记，向远离起始端方向弯制 90°，形成"2"段曲；在 8mm 处做标记，沿方形框弯制 90°，形成"3"段曲；在 8mm 处标记，沿方形框弯制 90°，形成"4"段曲；调整弓丝，使末端与起始端弓丝尽量紧贴。

2）细丝钳置于方形框"4"段曲与"1"段曲交点内侧，形成"5"段曲与"1"段曲重叠紧贴，"6"段曲与"2"段曲重叠紧贴，"7"段曲与"3"段曲重叠紧贴。

3）细丝钳置于方形框"7"段曲与"4"段曲相交点内侧，在方形框同一平面内，将末端弓丝向远离起始端弯制 90°，弓丝底部成一条直线。

2. 正轴作用匣形曲

（1）形状与用途：形似"不规则四边形箱状"，多用于单颗牙的正轴（图 13-10）。

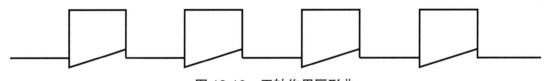

图 13-10　正轴作用匣形曲

（2）弯制方法。

1）"1""2""3"段曲的形成步骤与垂直作用匣形曲一致；

2）在"3"段曲 8mm 处标记，使"3"段曲高度低于"1"段曲 1mm，向起始端弯折形成"4"段斜臂，使斜臂中点与主弓丝在一条直线上；

3）继续弯制弓丝形成"5"段曲，并与"1"段曲重合，"6"段与"2"段曲重合，"7"段与"3"段曲重合，并在"7"段曲与起始端弓丝等高处向远离起始端弯折 90°。

（六）T 形曲

（1）形状与用途：形似字母"T"（图 13-11），既有类似"L"形水平曲的作用，又有类似闭合垂直曲的作用。

（2）弯制方法。

1）T 形曲一般由近中向远中弯制而成；

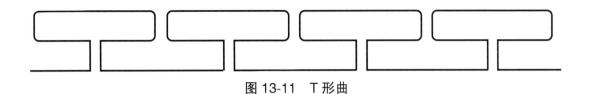

图 13-11　T 形曲

2）细丝钳沿方喙弯制 90°，形成垂直臂"1"，在曲高约 2mm 处标记，沿方喙弯制 90°，形成水平臂"1"；

3）在水平臂"1"曲高 4mm 处标记，沿圆喙弯制半圆，形成水平臂"2"；

4）在水平臂"2"曲高 9mm 处标记，细丝钳对称弯制形成另一端的曲；

5）细丝钳调整使得两个垂直臂平行相贴。

三、练习弯制矫治弓丝的三个序列弯曲

（一）第一序列弯曲（first order bend）

第一序列弯曲是在矫治弓丝水平方向上的弯曲，以保持天然的牙弓形态。常用的第一序列弯曲包括内收弯（inset）、外展弯（offset）。

上颌矫治弓丝的第一序列弯曲包括在两侧中切牙与侧切牙间的内收弯，在两侧侧切牙与尖牙间、两侧第二前磨牙与第一磨牙间的外展弯，并在弓丝末端插入颊管后向舌向弯曲（图 13-12）。

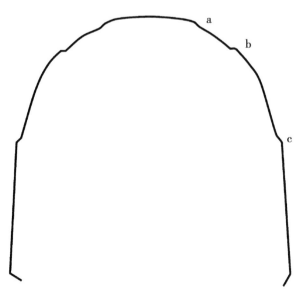

图 13-12　上颌第一序列弯曲

a. 侧切牙区的内收弯；b. 尖牙区的外展弯；
c. 第二前磨牙与第一磨牙间的外展弯。

下颌弓丝的第一序列弯曲包括在两侧侧切牙与尖牙间、第一前磨牙近中面后移 0.5mm 处，及第二前磨牙与第一磨牙邻接部位后 1mm 处的外展弯，无内收弯。弓丝末端亦需做向舌侧的弯曲（图 13-13）。

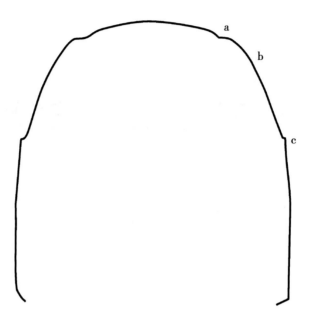

图 13-13　下颌第一序列弯曲
a. 侧切牙与尖牙间的外展弯；b. 第一前磨牙近中的外展弯；c. 第二前磨牙与第一磨牙的外展弯。

弯制第一序列弯曲时，一定要在模型上准确标记位点。另外，弯曲的大小应尽量准确。所有第一序列的弯曲均为水平方向的弯曲，因此弯制后的弓丝应完全保持水平，不应出现任何其他方向的扭曲。

（二）第二序列弯曲（second order bend）

第二序列弯曲是矫治弓丝垂直向上的弯曲，可使牙升高或压低，后倾或前倾。常用的第二序列弯曲有后倾弯（tip back bend）（图 13-14）、轴倾弯（axial positional bend）（图 13-15）。

末端后倾弯位于磨牙近中，其作用为向后（远中）竖直磨牙，对抗其近中倾斜，从而加强磨牙支抗。轴倾弯位于上颌弓丝切牙区，用于形成上颌中切牙与侧切牙之间一定的轴倾度，利于切牙排列的美观。

（三）第三序列弯曲（third order bend）

第三序列弯曲是指在方形弓丝上所做的颊舌向扭转，又称转矩（torque），其作用主要是对矫治牙施加转矩移动，包括冠唇向、根舌向转矩（图 13-16），和冠舌向、根唇向转矩（图 13-17）。

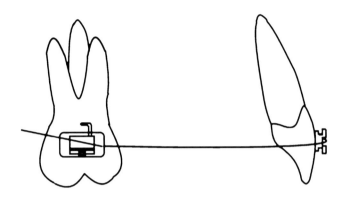

图 13-14　后倾弯

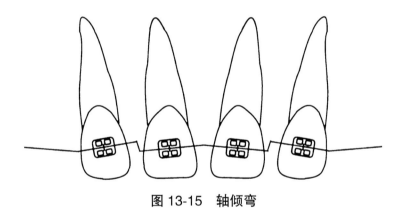

图 13-15　轴倾弯

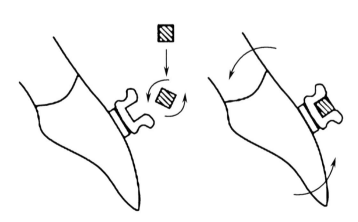

图 13-16　冠唇向、根舌向转矩

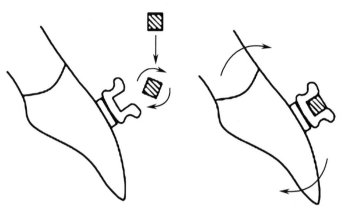

图 13-17　冠舌向、根唇向转矩

当需要给某颗牙施加转矩时，首先需在弓丝上该牙的近远中各做一个标记点；然后用两把方丝钳，先分别夹住弓丝近中标记点的内外两侧，左手在外持钳不动，右手在内施力，颊舌向扭转弓丝；再分别夹住弓丝远中标记点的内外两侧，同样的方法扭转弓丝，形成第三序列弯曲（图 13-18）。

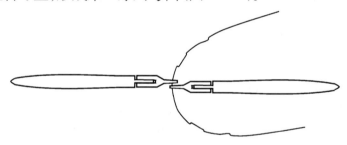

图 13-18　第三序列弯曲的形成

（李　宇）

实验十四　粘接固定矫治器的托槽、颊面管

【目的和要求】

1. 了解各个牙位直丝弓托槽的形态。
2. 了解常用正畸粘接剂的种类。
3. 了解直丝弓托槽粘接的常规位置及方法。

【实验内容】

1. **示教**　粘接直丝弓矫治器托槽、颊面管。
2. **实验**　练习粘接直丝弓矫治器托槽、颊面管。

【实验用品】

仿头模、上下颌塑料工作模型、直丝弓托槽、颊面管、酸蚀剂、底胶、粘接剂、口腔涂药棒、开口器、口镜、镊子、探针、酒精、棉球等。

【方法和步骤】

1. **清洁牙面**　用软毛刷蘸牙膏清洁所有待粘牙齿的唇、颊面,75% 酒精脱脂,放置开口器,吹干牙面;在舌下腺开口处放 2 个棉卷,腮腺导管开口处左右各放 1 个棉卷,形成良好隔湿。

2. **牙面酸蚀**　将酸蚀剂(37% 磷酸)涂布在牙面上,其范围略大于托槽背板面积,酸蚀时间一般为 30~45s。

3. **冲洗、干燥**　以三用枪水气彻底冲洗牙面,配合吸唾器吸引,然后吹干牙面。在实际临床操作时,经过酸蚀的牙面呈无光泽的白垩色。

4. **粘接托槽及颊面管**

(1)涂底胶:用涂药棒或毛刷蘸取适量底胶涂于酸蚀后的牙面上,再用气枪轻吹,使底胶形成一薄层均匀分布于牙面上。底胶应完全覆盖酸蚀过的区域。

（2）涂粘接剂：用镊子夹持托槽，在托槽底板涂布粘接剂。

（3）定位托槽：将托槽置于牙面上，用探针调整托槽位置。应注意从正确的方向观察托槽的位置，临床操作中可用口镜协助观察（图 14-1）。直丝弓托槽应置于牙齿的临床冠中心（FA），即临床冠长轴与牙冠水平线的交点（牙冠水平线将临床冠平分为高度相等的上下两份）（图 14-2）。从唇、颊向观察，托槽槽沟、颊面管的中心点与临床冠中心点重合，托槽垂直标志线与临床冠长轴重合（图 14-3）。从𬌗向观察，托槽位于牙冠唇、颊面近远中的中份（图 14-4）。调整的时间一般不超过 1 分钟，否则粘接剂将固化（光固化型粘接剂除外）。

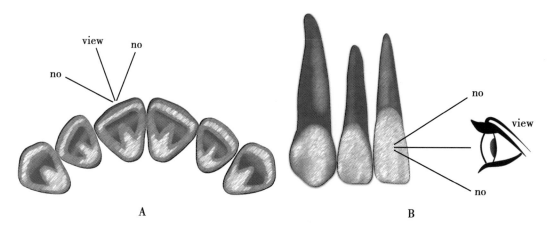

图 14-1　托槽定位时的观察角度（view：正确角度；no：错误角度。）
A. 正面观　B. 侧面观

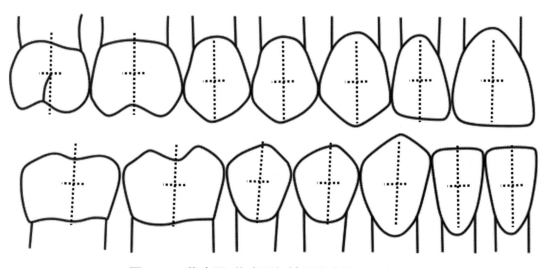

图 14-2　临床冠、临床冠长轴及临床冠中心（FA）

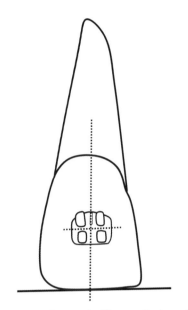

图 14-3　直丝弓托槽置于临床冠中心

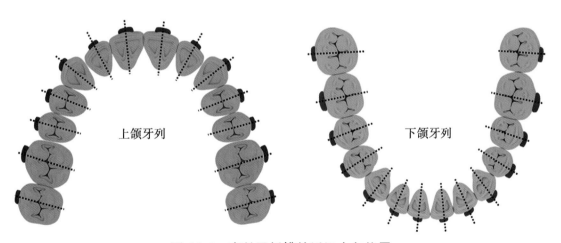

上颌牙列　　　　　　　　　　　下颌牙列

图 14-4　直丝弓托槽的近远中向位置

应当注意的是,由于上颌侧切牙牙冠形态变异较多,且前牙切缘容易出现磨耗、缺损,故粘接前牙托槽尤其是上颌前牙托槽时,在参照临床冠中心的同时,还应参考托槽槽沟至切缘的距离来定位托槽,以获得良好的笑线(表 14-1)。

（4）去除多余粘接剂:确定托槽位置后,用探针或镊子轻压托槽(注意不可使托槽移位),使托槽与牙面紧密贴合,并用探针去除托槽周围溢出的粘接剂。

（5）固化:5~10 分钟后,待粘接剂固化完成,即可安装弓丝等加力装置。如为光固化型粘接剂,则需使用光固化灯照射托槽及牙面使粘接剂固化。

表 14-1　MBT 托槽定位表 /mm

	U7	U6	U5	U4	U3	U2	U1	上颌
A	2.0	4.0	5.0	5.5	6.0	5.5	6.0	+1.0
B	2.0	3.5	4.5	5.0	5.5	5.0	5.5	+0.5
C	2.0	3.0	4.0	4.5	5.0	4.5	5.0	平均
D	2.0	2.5	3.5	4.0	4.5	4.0	4.5	−0.5
E	2.0	2.0	3.0	3.5	4.0	3.5	4.0	−1.0
	L7	L6	L5	L4	L3	L2	L1	下颌
A	3.5	3.5	4.5	5.0	5.5	5.0	5.0	+1.0
B	3.0	3.0	4.0	4.5	5.0	4.5	4.5	+0.5
C	2.5	2.5	3.5	4.0	4.5	4.0	4.0	平均
D	2.0	2.0	3.0	3.5	4.0	3.5	3.5	−0.5
E	2.0	2.0	2.5	3.0	3.5	3.0	3.0	−1.0

注:C 为临床冠中心至切缘或牙尖距离的平均值,为大多数人的牙冠大小,常规托槽粘接位置;A、B 为较大牙冠,托槽粘接位置需远离切缘或牙尖;D、E 为较小牙冠,托槽粘接位置需靠近切缘或牙尖。

（李　娟）

实验十五　弯制矫治弓丝并结扎弓丝

【目的和要求】

了解固定矫治器常用矫治弓丝的弯制,包括主弓丝成形,第一序列弯曲、第二序列弯曲及第三序列弯曲的弯制方法及作用;了解弓丝协调及弓丝结扎的要求。

【实验内容】

1. 主弓丝成形。
2. 结扎弓丝。
3. 末端回弯。

【实验用品】

细丝钳、末端切断钳、记号笔、弓丝成形器、标准弓形图、0.018×0.025inch（1inch≈2.54cm）不锈钢方丝、0.2mm（或0.25mm）细结扎丝、持针器、金冠剪、正畸操作训练模具。

【方法和步骤】

1. 主弓丝成形

（1）采用末端切断钳剪取一段长12~15cm（比牙弓长度稍长即可）的0.018×0.025inch（1inch≈2.54cm）不锈钢方丝,标记中点。

（2）将弓丝放入弓丝成形器对应的0.018inch（1inch≈2.54cm）的卡槽中,弓丝中点与成形器中线对齐（图15-1A）。左手握住成形器并将压杆压住弓丝,左手拇指按压住弓丝中点一侧,右手向另一侧旋转压杆（图15-1B）,然后左手拇指再按压住中点另一侧,右手向相反一侧旋转（图15-1C）,来回数次,旋转幅度可逐渐增加使两侧弓丝末端交叉（图15-1D）,形成一个倒"U"或是圆的"又"字形（图15-1E、F）。

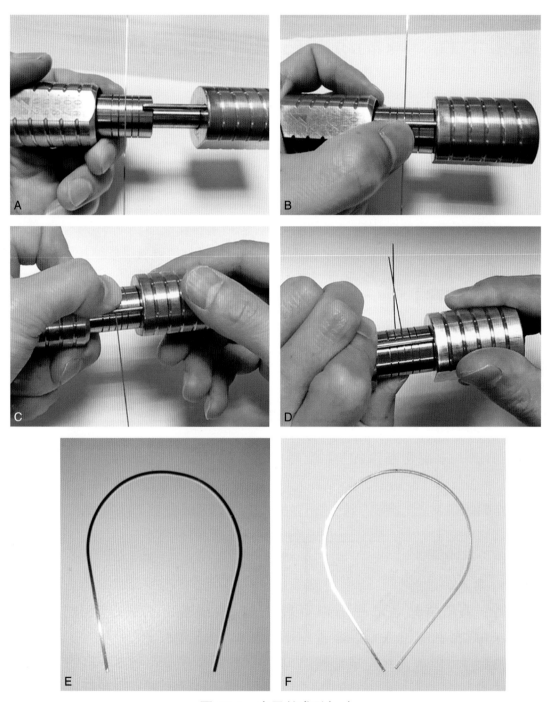

图 15-1　主弓丝成形（一）

A. 将弓丝放进对应尺寸的槽沟，中点对齐　B. 用压杆压住弓丝　C. 左手拇指压住弓丝中点的一侧，右手反方向旋转；左手压中点另一侧，右手反方向旋转　D. 以上操作反复多次
E. 弓丝成 U 形　F. 弓丝成"又"字

（3）右手用细丝钳加持弓丝尖牙远中的位置，右手拇指和示指指腹将双侧弓丝末端捋直（余留很小曲度）（图 15-2A~C）。双手拇指、示指捏住尖牙段弓丝调整弓形宽度（图 15-2D），并与标准弓形图比对，进一步调整弓形与标准弓形一致（图 15-2E）。同样的方法弯制下颌弓形。弯制好的上下基本弓形应协调，置于平板上时弓丝应与平板贴合（图 15-2F、G）。

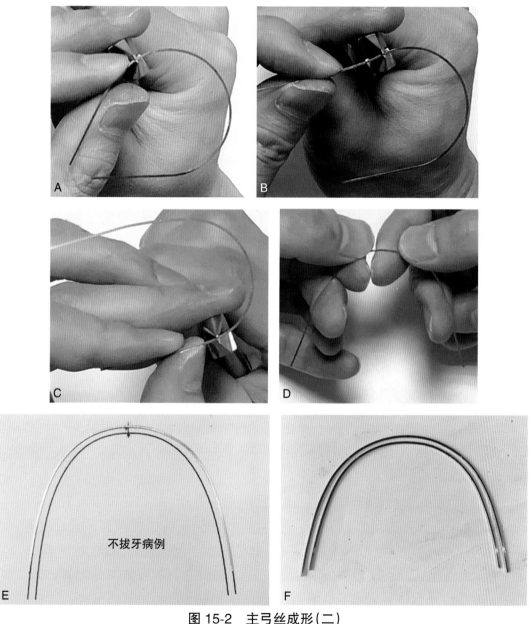

图 15-2　主弓丝成形（二）

A. 在尖牙远中处，右手握钳，左手将弓丝捋直　B. 左手拇指在内，向外稍推弓丝　C. 完成另一侧弓丝捋直　D. 调整弓丝宽度　E. 完成的不拔牙病例弓丝与标准弓形一致　F. 上下颌弓丝应协调对称

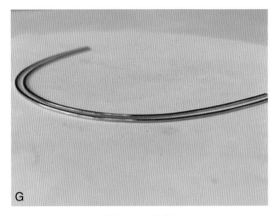

图 15-2（续）

G. 弓丝应平整，与平板贴合

2. 结扎弓丝（图 15-3）

将弓丝放入磨牙颊面管及前牙和前磨牙槽沟中，采用直径 0.2mm 或 0.25mm 不锈钢细结扎丝结扎。

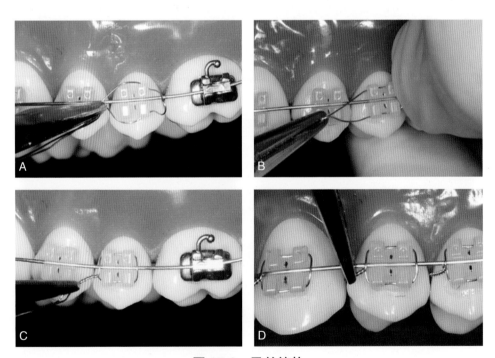

图 15-3　弓丝结扎

A. 结扎操作时结扎丝的形状　B. 右手（或左手）用持针器夹持结扎丝，将结扎丝套住托槽的各个翼，左手手指尖按压弓丝入槽　C. 右手拉紧结扎丝旋转持针器扎紧，结扎后形成的"结"应处于弓丝的一侧，一般在近中，勿叠于弓丝表面以免刺激黏膜。扎紧后用金冠剪剪去多余结扎丝，余留 2~3mm　D. 用镊子夹住结扎丝断端

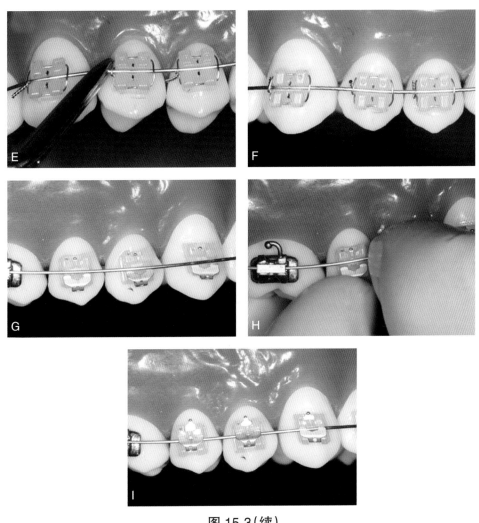

图 15-3（续）

E. 以主弓丝为轴旋转,将结扎丝转入弓丝下方使末端绕到弓丝舌侧,并调整其尽量贴近托槽　F. 同样的方法结扎同侧和对侧弓丝至其余托槽,并进行末端调整　G~I. 采用自锁托槽时,需先打开锁片再将弓丝放入颊面管及槽沟内,用指尖按压弓丝入槽后再关闭锁片

3. 末端回弯　为防止末端弓丝刺激黏膜、维持牙弓长度以及防止弓丝滑脱等,在颊面管远中弓丝末端余留 2~3mm 以便进行回弯(图 15-4A)。若弓丝为镍钛丝,则弓丝末端在入槽结扎前需先进行退火才能弯折。回弯时右手持持针器夹住弓丝末端,手腕旋转使弓丝向龈方弯折 45° 以上;同时,左手指尖按压住颊面管以防回弯时颊面管脱落(图 15-4B、C)。

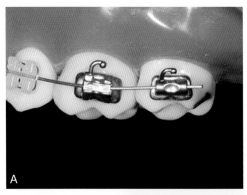
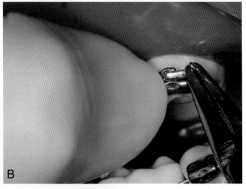
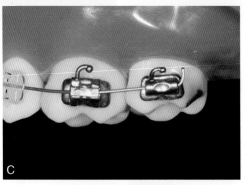

图 15-4　末端回弯

A. 在颊面管远中弓丝末端余留 2~3mm 以便进行回弯　　B、C. 回弯时右手持持针器夹住弓丝末端,手腕旋转使弓丝向龈方弯折 45° 以上;同时,左手指尖按压住颊面管以防回弯时颊面管脱落

（郭永文）

实验十六 间接粘接法粘接舌(唇)侧托槽

【目的和要求】

1. 认识间接粘接所需的材料。

2. 了解间接粘接的过程。

【实验内容】

1. **示教** 观看口内间接粘接的视频。

2. **实验** 在模型上练习间接粘接。

【实验用品】

仿头模一个、上下颌模型一副、带有托槽的间接粘接托盘一副(及其说明书)、粘接剂一套、开口器一个、口镜、镊子、探针、酒精、棉球、高速手机(配抛光车针、火焰车针)、低速弯柄手机(配小球钻)、剪刀、牙线、手用洁治器、咬合纸等。

【方法和步骤】

以间接粘接舌侧托槽为例进行介绍,唇侧托槽间接粘接与之类似。

1. **核对托盘** 根据间接粘接托盘说明书,核对托盘是否完整,托槽在托盘内嵌合位置是否正确,有无带环、殆面板等(图 16-1)。

2. **清洁牙面** 用软毛刷蘸牙膏依次清洁每颗牙齿舌、腭面(如有带环或者殆面板,也需清洁其底板相应部分),使用酒精脱脂,吹干;放置开口器,在舌下腺开口处放 2 个棉卷,腮腺导管开口处左右各放 1 个棉卷,形成良好隔湿。

3. **试托盘** 将托盘尝试在口内(模型上)就位。确认托盘与牙齿相应解剖结构的对应关系。当托盘就位不良时,需使用剪刀、车针等装置将托盘分段,并分次确认就位。如同颌有多个分段托盘，需在此时决定其粘接顺序。用酒精擦拭托盘内的托槽底板，吹干备用（图16-2）。

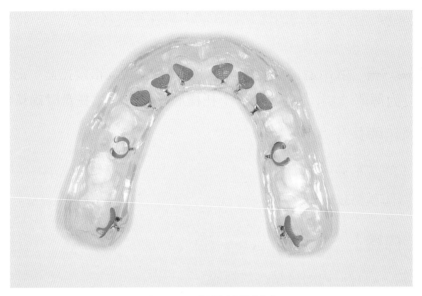

图 16-1　间接粘接托盘

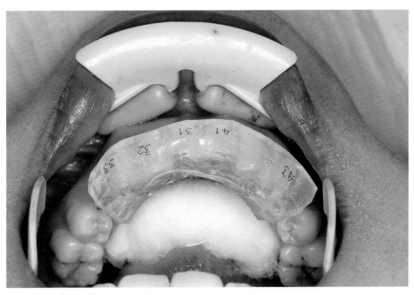

图 16-2　试托盘

4. 牙面预备　使用酸蚀剂（37% 磷酸）酸蚀需要粘接的牙面。各牙面酸蚀面积稍大于托槽、带环、𬌗面板底板面积，酸蚀时间约60s（比唇侧酸蚀时间略长的原因是舌侧牙釉质更厚且容易被唾液冲刷),然后用水枪彻底清洗每个牙面,吹干(如为实际临床操作,牙面应表现为白垩色)。

5. **牙面涂底胶** 按照牙釉质粘接剂说明书上的使用方法,取出(有必要时调和)适量底胶,用涂药棒均匀涂布在牙面上酸蚀好的区域(应完全覆盖酸蚀好的区域)。

6. **粘接托槽** 取出适量底胶,快速涂布于嵌在间接粘接托盘中的托槽底板上。底胶应为薄薄一层,完全覆盖整个托槽底板。按照试托盘时确认的托盘与牙齿相应解剖结构的对应关系,将间接粘接托盘紧压于牙齿上。按照牙釉质粘接剂说明书的要求,行足够时间的光照固化(或等待足够时间完成化学固化)。之后轻轻取下托盘,检查托槽粘接是否良好。

7. **去除多余的粘接剂** 使用牙线去除牙齿邻间隙中的粘接剂(图 16-3)。使用高速手机和抛光车针(或者低速弯柄手机和小球钻)、手用洁治器,去除托槽底板四周多余的粘接剂(图 16-4)。

8. **调𬌗** 嘱患者做牙尖交错咬合及下颌前伸、侧方运动,用咬合纸检查咬合高点,并以高速手机和火焰状车针,调磨托槽、带环、𬌗面板上相应高点位置。

9. **医嘱** 给患者或家长交代固定矫治注意事项,含饮食禁忌、刷牙方法、特殊问题的处理等,预约下次复诊时间。

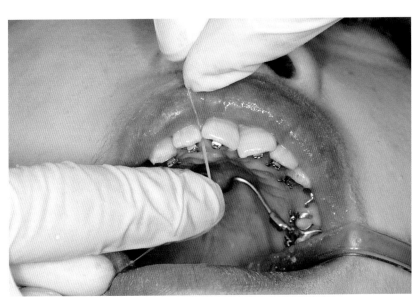

图 16-3 用牙线去除粘接剂

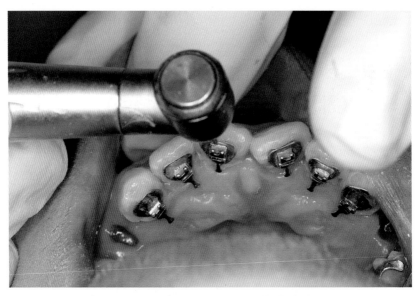

图 16-4　用高速手机去除多余的粘接剂

（廖　文）

实验十七　隐形矫治技术相关操作
（附件粘接、邻面去釉）

【目的和要求】

1. 观看资料,了解隐形矫治器不同类型附件的形态及功能。
2. 熟悉常用正畸附件粘接剂的种类及邻面去釉（IPR）常用器械。
3. 掌握隐形矫治器附件的粘接方法及 IPR 步骤。

【实验内容】

1. 观察隐形矫治器不同类型的附件模型。
2. **示教**　粘接隐形矫治器附件及展示邻面去釉。
3. **实验**　练习粘接隐形矫治器附件及实施邻面去釉。

【实验用品】

仿头模一个、上下颌塑料工作模型一副、牙釉质粘接剂一套、开口器一个、酸蚀剂、75% 酒精、口镜、镊子、探针、棉球、光固化灯、高速手机、高速车针、手动砂条、抛光条、氟制剂等。

【方法和步骤】

1. 附件粘接（图 17-1）

（1）准备工具:试戴模板和第 1 副矫治器,测试其贴合情况,确保模板和第 1 副矫治器与牙面贴合。准备树脂充填器、粘接套装和光固化灯等（图 17-2）。

（2）充填树脂:75% 酒精清洗附件模板后,吹干,将膏体树脂材料填充于附件模板内,压实,不要有剩余空间并需少量溢出,避光保存,备用（图 17-3 ）。

1. 准备工具	2. 充填树脂	3. 清洁牙面
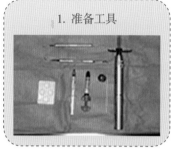	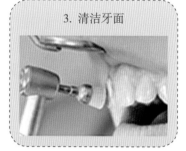	
4. 酸蚀	5. 隔湿	6. 涂布底液
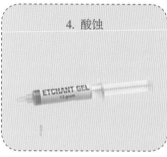	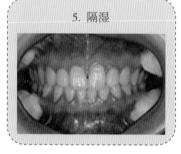	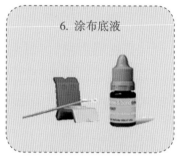
7. 光固化底液	8. 戴入光固化	9. 取出模板
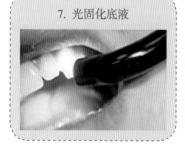	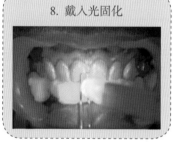	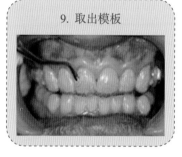
10. 磨除菲边		
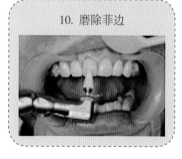		

图 17-1　附件粘接全过程

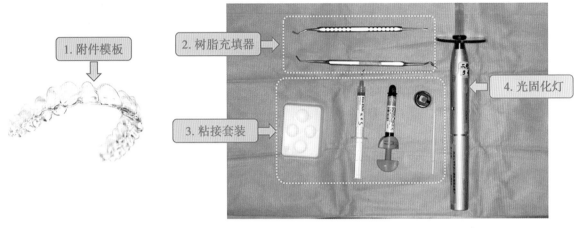

1. 附件模板

2. 树脂充填器

3. 粘接套装

4. 光固化灯

图 17-2　准备工具材料

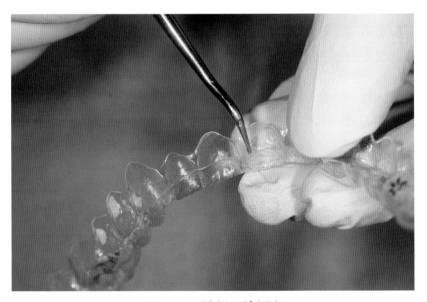

图 17-3　模板充填树脂

（3）清洁牙面：患者刷牙后，用 75% 酒精棉签依次清洁每颗牙齿的唇、颊面，必要时可以先用毛刷蘸取牙膏进行清洁（图 17-4）。

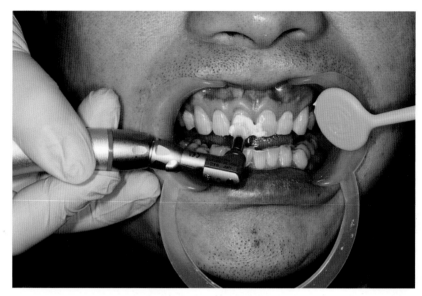

图 17-4　清洁牙面

（4）酸蚀：放置开口器，根据模板上面附件的位置对牙齿特定部位涂布酸蚀剂（图 17-5），不必大范围酸蚀，用水枪彻底清洗每个牙面，吹干（如为实际临床操作，牙面应表现为白垩色）。

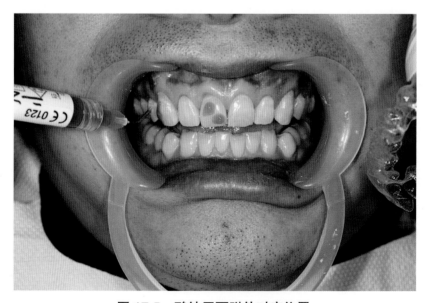

图 17-5　酸蚀牙面附件对应位置

（5）隔湿：一般在舌下腺开口处放 2 个棉卷，腮腺导管开口处左右各放 1 个棉卷，形成良好隔湿（图 17-6）。

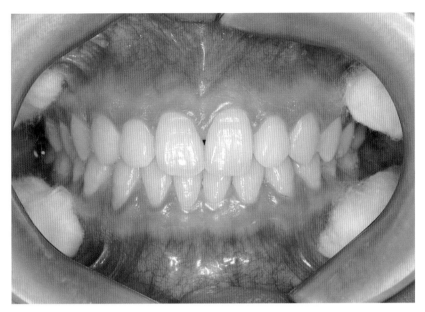

图 17-6　棉卷隔湿

（6）涂布底液：小棉棒蘸取适量底液，涂布在牙面特定位置（完全覆盖酸蚀好的区域），并轻轻吹匀（图 17-7）。

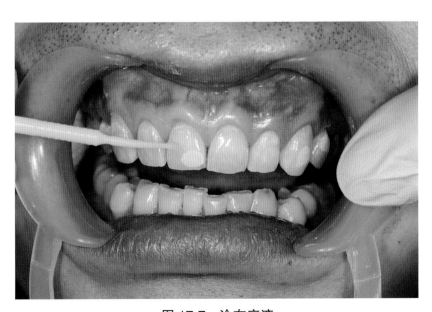

图 17-7　涂布底液

（7）光固化底液:按照牙釉质粘接剂的使用说明,对底液进行适当时间(通常为 5s)的光固化(图 17-8)。

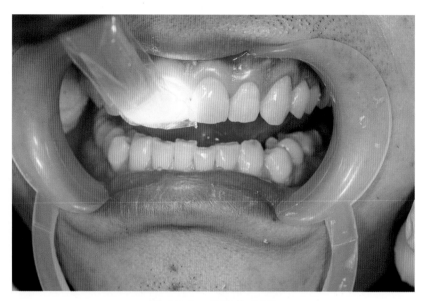

图 17-8 光固化底液

（8）戴入模板后光固化:将充填好树脂的模板戴入患者口内,确认完全就位后,垂直加压牙面,以保证模板完全就位。可以使用镊子略加压附件,使模板紧贴。使用光固化灯光照固化附件 20s(图 17-9)。

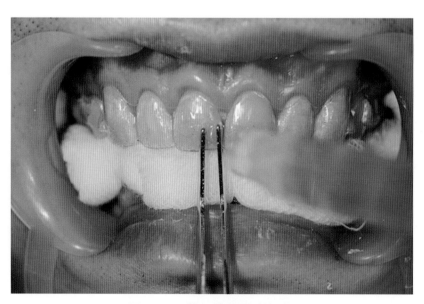

图 17-9 戴入模板后光固化

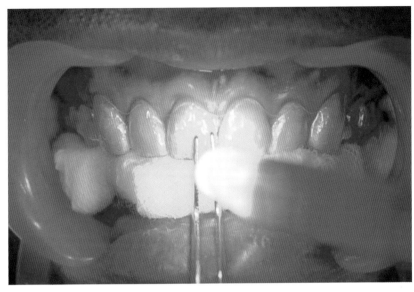

图 17-9(续)

（9）取出模板：待附件光固化结束后，将模板与牙列分离，然后取出模板（图 17-10）。

（10）磨除菲边：取出模板后，检查附件周围是否有树脂菲边残留，若存在，则需要用抛光车针磨除后，硒离子抛光。测试第 1 副矫治器的贴合度：试戴第 1 副矫治器，确保附件粘接后第 1 副矫治器贴合，以证明附件粘接到位（图 17-11）。

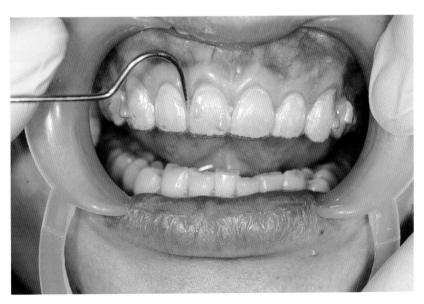

图 17-10　取出模板

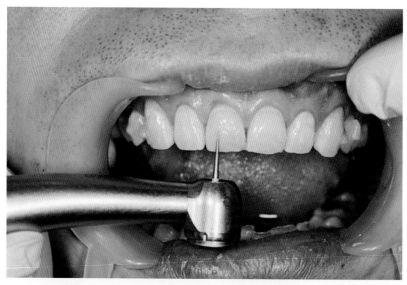

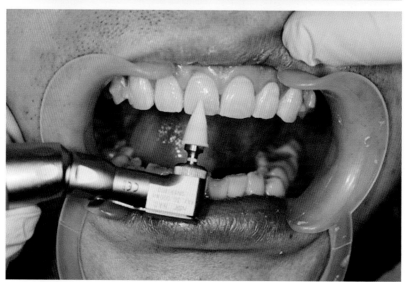

图 17-11　打磨抛光

（11）医嘱:向患者及家长交代隐形矫治器的使用方法、清洁方法,咬胶的使用时间和方法,橡皮圈的使用以及新矫治器替换频率等细节,使患者和家长充分了解治疗细节,提高依从性。

2. 邻面去釉(IPR)技术

（1）根据矫治需要,确定邻面去釉量及部位,并确定适合的 IPR 方式。

手动金刚砂条(图 17-12)对于≤ 0.2mm 的邻面去釉和前牙尤其有效。处理时,按砂条粗糙度由薄到厚的顺序,依次使用砂条进行 IPR,并注意用牵引器或纱条保护患者的软组织。

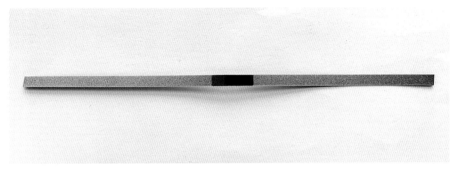

图 17-12　手动金刚砂条

高速车针（图 17-13）可实施的最小邻面去釉量为 0.3~0.4mm。为方便操作，可临时放入邻面楔形工具，注意接触面的牙颈部区域，避免产生不协调外形。使用时需用喷水的方式防止车针堵塞或过热。

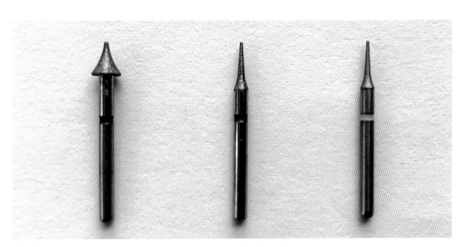

图 17-13　高速车针
红标为去釉车针，黄标为去釉后抛光车针。

（2）确认邻面去釉量：使用厚度测量尺确认邻面去釉量，达到正确的去釉量时，厚度测量尺在移动时会有轻微的阻力（图 17-14）。

（3）抛光、修整外形：使用抛光砂条抛光，直至邻面光洁圆润，并使用厚度测量尺确认最终的间隙大小。

（4）涂布氟制剂防龋：清洁吹干邻面去釉部位后，使用小棉棒蘸取氟制剂，涂布在邻面去釉部位以防龋（图 17-15）。

（5）医嘱：交代注意事项，包括使用含氟牙膏认真刷牙，减少菌斑堆积，减少患龋风险等。

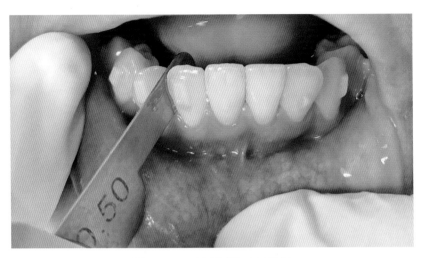

图 17-14　确认邻面去釉量

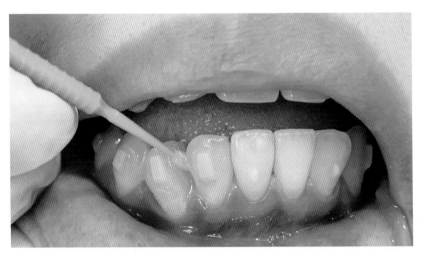

图 17-15　涂氟

（李晓龙　龙　虎）

实验十八　正颌手术𬌗导板制作

【目的和要求】

学习正颌手术模型外科的操作步骤和方法,掌握手术𬌗导板的制作。

【实验内容】

1.学习模型外科的操作步骤和方法。

2.制作手术𬌗导板。

【方法和步骤】

1.石膏模型外科及自凝树脂𬌗导板的制作。

(1)中间𬌗导板的制作:双颌手术患者在做模型外科手术时,根据测量分析,先进行上颌骨模型的移动,根据移动后上下颌牙列的咬合关系制作的导板,称为中间𬌗导板。中间𬌗导板决定将来手术时上颌骨的移动位置。

1)制取手术前患者上下颌牙列模型及咬合记录。用面弓转移颌骨及牙弓位置关系,安置于可调式𬌗架上。

2)将模型和邻近石膏底座的唇、颊面打磨平整,标记好相应的水平和垂直参考线。将石膏模型上的颌骨或牙骨段切开,按照手术设计颌骨移动的方向和距离进行移动,并将模型颌骨或牙骨段通过石膏进行粘接固定。

3)在上下颌模型牙列上涂分离剂,调制自凝树脂于丝状期涂布在上下颌牙列𬌗面。在自凝树脂固化前,将上下颌咬合在一起,并使用雕刻刀修整成形。

4)待自凝树脂完全固化后,将其小心从模型上取下,进行打磨抛光并在患者口内试戴。

(2)终末𬌗导板的制作:单颌或双颌手术患者在做模型外科手术时,使用设计的终末咬合关系制作𬌗导板,即终末𬌗导板。

1)制取手术前患者上下颌牙列模型及咬合记录,安置于简单𬌗架上。

2）按照上述中间殆导板制作过程的3）、4）步骤制作终末殆导板。

殆导板要求：厚度一般小于2mm，尽可能薄。咬合印迹清晰，包裹牙冠深度1~2mm。边缘光滑，唇颊侧宽2~3mm，舌侧宽1~2mm。在前、后牙区唇颊侧各钻一个孔，以便于进行颌间结扎和固定（图18-1）。

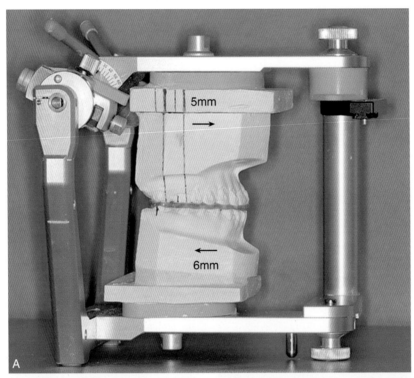

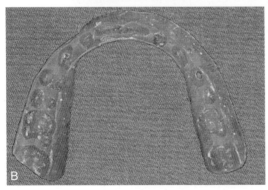
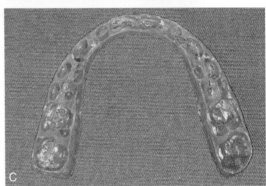

图18-1　石膏模型外科和自凝树脂殆导板
A. 石膏模型正颌手术模拟　B. 中间殆导板　C. 终末殆导板

2. 数字化殆导板的制作　通过计算机模拟手术中的颌骨移动，设计殆导板，配合快速成型技术进行制作。

（1）通过螺旋CT或CBCT、激光扫描或口内扫描等技术获得患者颌骨和牙列三维重建影像。

（2）根据手术设计,在计算机软件中模拟手术中的骨块移动。根据移动后骨块的咬合关系,设计手术殆导板。

（3）将计算机设计的殆导板数据导出,通过3D打印制作树脂殆导板。清洗修整后的殆导板,由医师在患者口内进行试戴,备用（图18-2）。

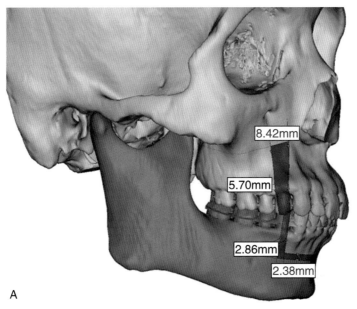

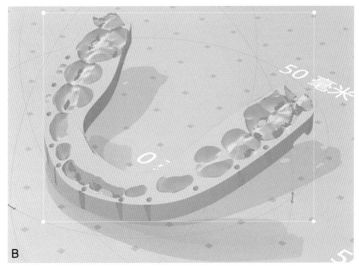

图 18-2　数字化设计殆导板
A. 计算机模拟正颌手术　B. 计算机根据模拟手术设计殆导板

（陈建伟）

实验十九　模型扫描仪、口内扫描仪和三维面部照相机的使用

【目的和要求】

1. 掌握口腔正畸数字化牙模与三维面像的数据要求。

2. 掌握口腔正畸模型扫描仪、口内扫描仪和三维面部照相机的使用流程。

3. 了解数字化牙模与三维面像数据在正畸诊疗中的临床应用。

【实验内容】

1. 学习口腔正畸数字化牙模与三维面像的数据要求。

2. 学习口腔正畸模型扫描仪使用流程,并进行实际操作练习。

3. 学习口内扫描仪使用流程,并进行实际操作练习。

4. 学习使用正畸专业软件虚拟制备数字化牙模的方法,并进行实际操作练习。

5. 学习三维面部照相机的使用流程,并进行实际操作练习。

6. 了解数字化牙模与三维面像数据在正畸诊疗中的临床应用。

【实验设备与用品】

设备:电脑、口腔正畸模型扫描仪、口内扫描仪、三维面部照相机。

用品:模型扫描仪校准块、扫描托盘、蓝丁胶、橡皮筋;口内扫描仪扫描头、仿头模;三维照相机校准板、石膏牙模、塑料牙模;口镜、镊子、探针、器械盘、一次性医用口罩与帽子、消毒后扫描头等;发箍、发夹等。

【方法和步骤】

1. "口腔正畸数字化牙模与三维面像的数据要求"线上自主学习与实例判

读测试。

使用口腔正畸模型扫描仪、口内扫描仪和三维面部照相机的目的是获取高质量的数字化牙模与三维面像数据。本部分练习的目标为帮助学生掌握上述数据的质量标准,为后续数据判读及获取打好基础。

（1）学习口腔正畸数字化牙模数据质量要求:

1）数据格式正确:模型格式应该为 PLY、STL 或 OBJ 中的 1 种,并包含上颌牙列、下颌牙列 2 个子文件。当打开上颌文件与下颌文件时,二者应该处于恰当的咬合关系（详见下文"咬合关系准确"）。此外,扫描分辨率应该不低于 0.01mm,扫描准确度应该不低于 0.20mm。

2）扫描范围完整:除包含所有牙齿,还应包含充分延展的软组织。例如,向颊（唇）侧延展至前庭沟底并包含唇、颊系带,向腭侧延展包含软、硬腭组织,向舌侧向口底延伸并包含舌系带,向远中延展至磨牙后垫、上颌结节,并注意重点检查腭中缝是否清晰完整。

3）模型表面清晰:无明显空泡、瘤子,以及其他与实际口内状况不相符的滞留物。

4）咬合关系准确:上下颌牙列的咬合关系应与医师实际需要记录患者口内咬合的情况一致。例如,对于常规患者应该扫描牙尖交错位。对于功能矫治患者还应扫描𬌗重建位置。而对于存在明显咬合关系不调的患者,还需扫描正中关系位。

5）三维坐标摆正:数字化模型需要以上颌牙列（坐标系）为参考,摆正至合适的数字化牙模三维坐标系。值得注意的是,此处所讨论的数字化牙模三维坐标系并非代表𬌗平面与颅面解剖结构的空间关系,而是一种人为定义的、以便重复测量的坐标系。

具体要求如下:

1）各轴向的方向:当患者处于站立位置时,上颌牙列坐标系的 Z 轴正方向（Z+）指向患者的上方,X 轴正方向（X+）指向患者的右侧,Y 轴正方向（Y+）指向患者的前方（图 19-1）。

2）各平面的基本位置:上颌牙列坐标系原点（0,0,0）位于正中矢状面（Y-Z 平面）与𬌗平面（X-Y 平面）的相交线上,其前后位置大约在上颌牙列最前端与最后端的中份（图 19-2）。

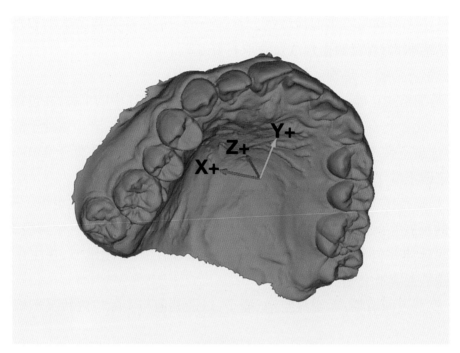

图 19-1　模型坐标系的三个轴向

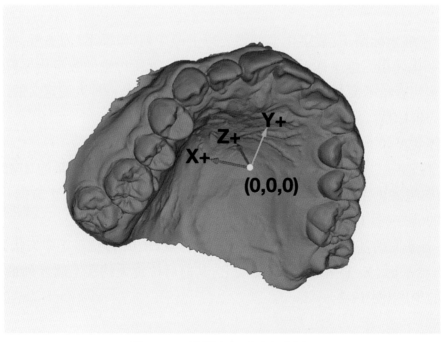

图 19-2　模型坐标系坐标原点

3）正中矢状面的定义:包含腭中缝的平面被称为正中矢状面,该平面也称为 Y-Z 平面。腭中缝常用中线代表,而中线由位于腭中缝上的 2 个点连接而成,靠前的点在矢状向位于双侧第一前磨牙的近中,靠后的点在矢状向位于双侧第一、第二磨牙邻间隙处(图 19-3)。

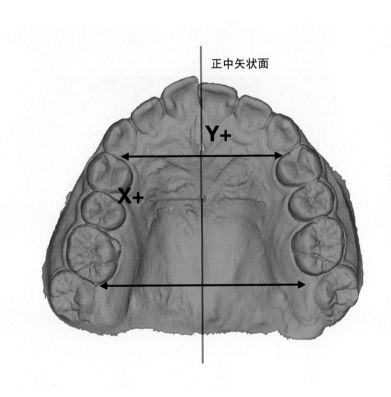

图 19-3 模型坐标系的正中矢状面

4）𬌗平面的定义:上颌牙列𬌗平面也称为 X-Y 平面。通常,该平面是指一个在垂直向平均地经过上颌第一、第二前磨牙与第一磨牙牙尖的平面。对于一些特殊情况,如𬌗曲线较深、前磨牙萌出不足等,𬌗平面的定义方法会有区别。具体定义方法为:选取上颌双侧前磨牙、第一磨牙的颊尖与舌尖(共 16 个),使用多点最佳拟合平面算法,获取的平面即为上颌牙列𬌗平面。值得注意的是,如果有牙齿未完全萌出,该牙的牙尖点将不被计算。当上颌第一磨牙不存在时,应该使用第二磨牙牙尖。当牙齿存在明显的异位,并足以影响𬌗平面位置时,就应该不计算该牙齿的牙尖(图 19-4)。

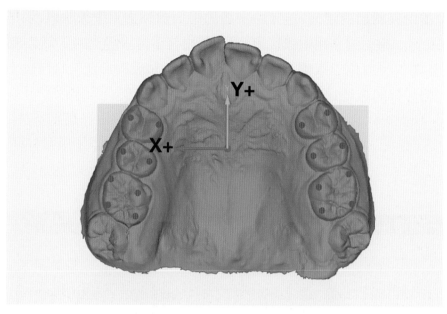

图 19-4　模型坐标系的殆平面

（2）学习口腔正畸数字化三维面像数据要求：

1）数据格式正确：模型格式应该既包含三维模型信息，又包含表面色彩纹理信息，推荐的通用格式为 OBJ 格式。

2）扫描范围完整：充分暴露面部、颈部区域。应该摘除可能遮挡该区域的饰物，如眼镜、耳环、项链、围巾等。尤其注意暴露发际线、双侧耳屏区域，必要时使用发箍、发夹等（图 19-5）。

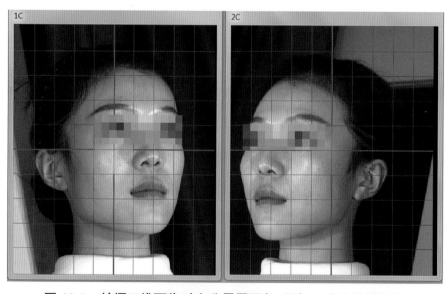

图 19-5　拍摄三维面像时充分暴露面部、颈部区域的拍摄视角

3）面颈部光洁：注意清洗贴附于口周的剩余藻酸盐印模材料等，保证患者面颈部清洁，并注意检查面颈部无明显阴影影响观察，必要时可以在拍摄时增加补光设备。

4）拍摄姿势合适：至少包含下颌姿势位与微笑位。下颌姿势位应该保证患者下颌牙列处于休息状态，嘴唇放松并轻闭，眼睛睁开、双眼平视前方并处于自然头位。微笑位应该保证患者自然微笑（社交性微笑），余同姿势位。此外，应该根据诊疗需求拍摄特定的姿势位置，如情绪性微笑、下颌肌骨稳定位姿势（图 19-6）。

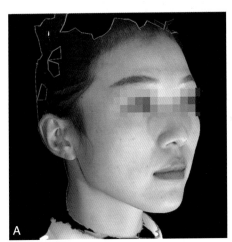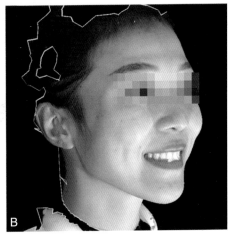

图 19-6　三维面像
A. 下颌姿势位　B. 微笑位

5）三维坐标摆正：目前尚无统一标准摆正三维面像，但常用的方法包括以面部软组织标志点为参考、以自然头位为参考、以硬组织解剖头位为参考的 3 大类方法。具体操作请结合临床需求实施。

注意：上述（1）、（2）内容编者参考美国正畸协会 *Digital Model and 3D Printing Requirements* 与 *Ideal Photographs And Radiographs* 资料，结合四川大学华西口腔医院正畸科临床实践经验，并根据本科生阶段学习的要求进行了编写。

2. "口腔正畸模型扫描仪使用流程"的教师示教与学生练习。

本部分内容以 3Shape R900 模型扫描仪的使用为例，简要介绍口腔正畸模型扫描仪的使用流程以及相关注意事项（图 19-7）。

（1）检查模型情况（重点步骤）：检查模型范围是否完整，有无明显缺损；咬合位置是否准确等，可以参考"口腔正畸数字化牙模与三维面像的数据要求"相关内容。

（2）开启与校准扫描仪：打开扫描仪电源，点击电脑桌面"3Shape ScanServer"

按钮,将校准块安置于扫描仪仓室内,关闭仓门。点击"校准(Calibrate)"按钮开始校准。待桌面出现"校准成功(Calibration Successful)"字样后,从仓室内取出校准块,妥善保存(图 19-8)。

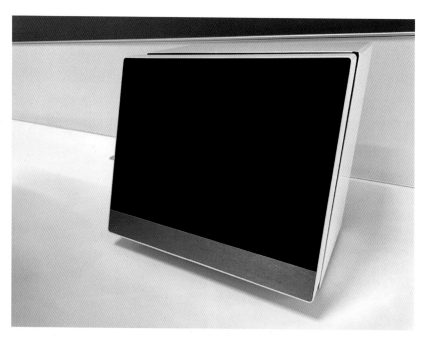

图 19-7　模型扫描仪设备图

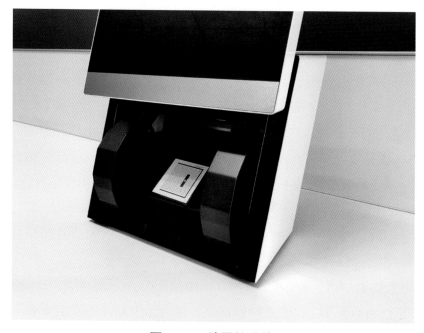

图 19-8　放置校准块

（3）扫描石膏模型：

1）点击桌面"3Shape Scan Manager"按钮，新建患者文件夹。输入患者信息后，开始扫描。

2）按照电脑桌面提示，将上颌模型安置于单颌扫描托盘上（必要时使用蓝丁胶辅助粘接），并将其安置入扫描仓室内，关闭仓门，点击继续按钮，获取上颌牙列数字化牙模数据（图 19-9）。

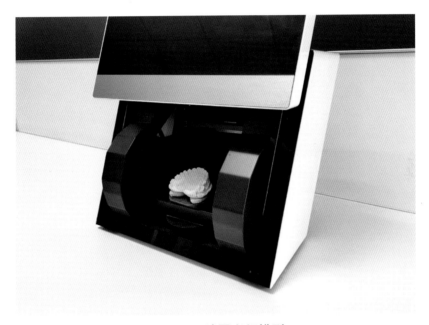

图 19-9 放置上颌模型

3）按照电脑桌面提示，取出上颌模型。将下颌模型安置于单颌扫描托盘上，并将其安置入扫描仓室内，关闭仓门，点击继续按钮，获取下颌牙列数字化牙模数据。

4）按照电脑桌面提示，取出下颌模型。将上、下颌模型咬合于既定的咬合关系（必要时使用橡皮筋辅助固定）后，安置于咬合扫描托盘上，再将整体安置入扫描仓室内，关闭仓门，点击继续按钮，获取咬合关系数字化牙模数据（图 19-10）。

5）使用咬合关系数字化牙模数据为介导，匹配上颌牙列数字化牙模与下颌牙列数字化牙模的咬合关系：在上颌牙列数字化牙模与咬合关系数字化牙模上分别选取 3 个对应点，依次让软件运行点配准与最近迭代算法配准，使上颌牙列数字化牙模匹配到咬合关系数字化牙模中上颌牙列的位置。同理，在下颌牙列数字化牙模与咬合关系数字化牙模上也分别选取 3 个对应点，依次让软件运行点配准与最近迭代算法配准,使下颌牙列数字化牙模匹配到咬合关系数字化牙模中下颌牙列的位置。通过上述两次匹配,匹配上颌牙列数字化牙模与下颌牙列数字化牙模的咬合关系(图 19-11)。

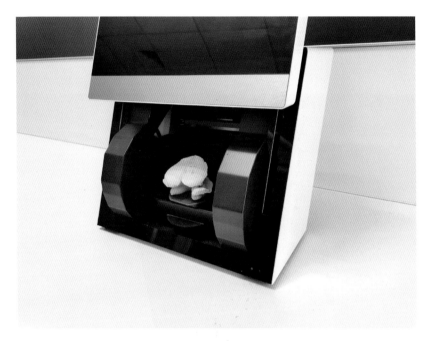

图 19-10　放置咬合模型

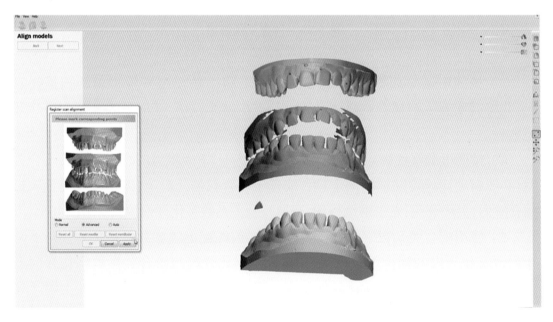

图 19-11　将上颌牙列扫描模型对齐至咬合扫描模型

（4）检查数字化牙模（重点步骤）:对照上文中"口腔正畸数字化牙模数据基本要求"检查牙模。必要时,重新扫描。

（5）导出或上传牙模数据。

（6）关闭扫描仪及软件。

3."口内扫描仪使用流程"的教师示教与学生练习。

本部分内容以 iTero Element 2 系统的使用为基础,参考 *iTero Element Intraoral Scanner Orthodontic Training Guidebook with Invisalign Treatment*,简要介绍"口内扫描仪使用流程"以及相关注意事项(图 19-12)。

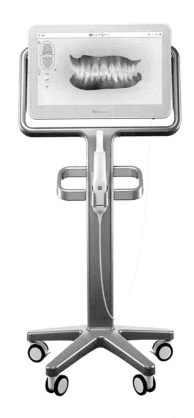

图 19-12　口内扫描仪设备

（1）检查患者口腔状况（重点步骤）:检查患者(仿头模)口内是否存在龋病、牙结石等影响牙面准确性与完整性的因素,以便于该口内扫描模型被直接用于排牙设计及矫治器制作。注意清洁牙面,即使使用仿头模进行练习,也应该注意该步骤的重要性。

（2）调整医患体位:在充分告知的基础上,调整患者体位,放平椅位,使其仰卧。医师位于患者 12 点钟方向。

（3）安置清洁的扫描头，打开口内扫描系统，在核对患者基本信息后，开始扫描患者牙列。

（4）扫描患者牙面及软组织：

1）取下扫描手柄，等待设备预热。

2）扫描下颌牙列：按照𬌗面、舌面、颊面、前牙切端的顺序获取下颌牙列数据。注意事项如下：

【𬌗面】

①第一帧从末端磨牙𬌗面开始（图 19-13）。

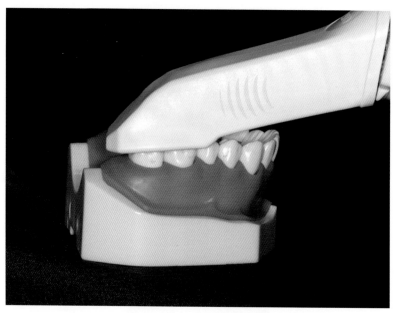

图 19-13　第一帧从末端磨牙𬌗面开始扫描

②后牙区镜头平行于𬌗面。

③前牙注意牵拉唇部软组织，前牙区镜头适当颊倾。

④注意扫描枪头始终朝向患者咽部。

⑤注意始终保持牙列在镜头中间连续平稳移动。

⑥注意镜头贴近牙面扫描。

【舌面】

①扫完𬌗面后将镜头转向舌侧。

②使扫描枪尽量垂直于牙弓（与牙长轴平行）。

③适当扭转镜头来扫描舌侧近远中邻面。

【颊面】

①从一侧磨牙颊侧扫描至中线,再从对侧磨牙颊侧扫描至中线。

②后牙:镜头与𬌗面呈约45°,取景器同时看到𬌗面和颊侧(图19-14)。

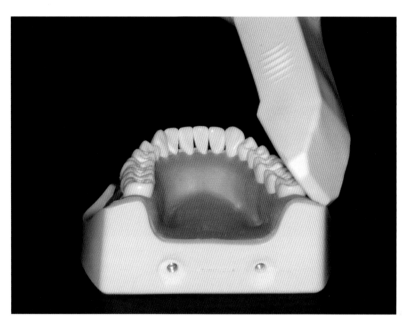

图19-14　镜头与𬌗面呈约45°

③前牙:镜头贴近牙面,牵拉颊侧软组织(图19-15)。

④扫描颊侧前牙时,扫描枪横握找到顺手的角度,左右手均可。

【前牙切端】

①前牙区让镜头从舌侧向颊侧翻转,以扫全切端信息(图19-16)。

②注意始终保持切端在镜头中间。

③扫描枪方向:横向握持左侧扫描枪头朝左,扫右侧时扫描枪头朝右。

④注意牵拉唇侧软组织。

【末端磨牙远中】

①尽量使镜头末端伸向磨牙远中,取景器内能看到远中。

②扫描枪枪柄抬离𬌗面,使镜头更多地看到远中(图19-17)。

③镜头分别转向颊侧和舌侧来扫全远中信息。

④取景器内看到远中信息后,保持1~2s,可以平稳轻度调整镜头角度,但不要大幅度晃动镜头。

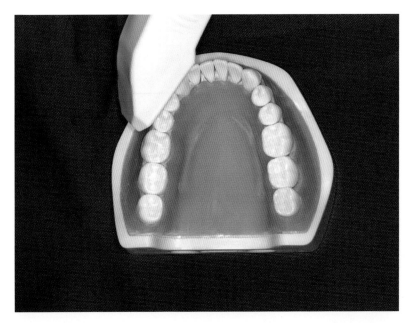

图 19-15 镜头贴近牙面

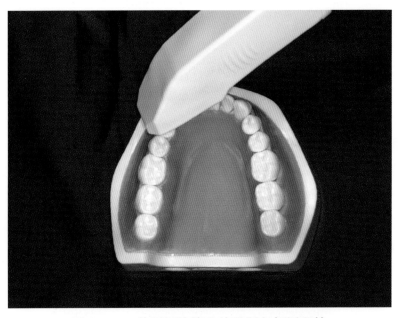

图 19-16 前牙区让镜头从舌侧向颊侧翻转

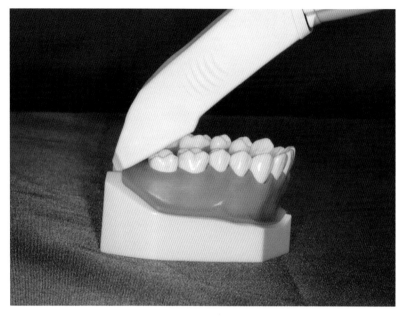

图 19-17　扫描枪抬离𬌗面

3）扫描上颌牙列:注意事项同扫描下颌牙列,并注意扫描腭侧软组织。

4）扫描咬合:

①患者张口,将镜头放入颊侧,嘱患者咬于牙尖交错𬌗,并检查咬合关系是否正确。

②让镜头处于上下颌中间(取景器同时看到上下颌牙列)从后牙向前牙波浪式移动,直至咬合信息自动拼接。

③注意保持镜头贴着颊侧牙弓的角度。

（5）对照上文中"口腔正畸数字化牙模的数据要求"检查牙模。必要时,重新扫描(重点步骤)。

（6）导出或上传牙模数据。

（7）拆除扫描头,送消毒灭菌,关闭口内扫描系统。

4. 学习数字化牙模的虚拟制备。

在步骤 2、3 中,分别通过模型扫描仪与口内扫描仪获取了患者的数字化牙模信息,本部分将详细介绍如何对初始数字化牙模进行虚拟制备,以用于后期临床诊疗,如虚拟排牙实验、制作无托槽隐形矫治器等。本部分内容以 3Shape Orthoanalyzer（2015 版本）软件为例,简要介绍数字化牙模的虚拟制备。

（1）导入模型：点击桌面"Orthoanalyzer"图标，进入"Patient model set"窗口。在新窗口中点击"New patient"，填写患者个人信息后，点击"Create"创建新患者。在左侧列表中右键单击患者姓名，选择"New model set"，填写模型组信息，点击"Create"创建新模型组。在新窗口中点击的 Maxillary model 及 Mandibular model 栏目下方分别点击"Browse"按钮，选择待制备的上颌模型及下颌模型。最后点击"Load"按钮，加载模型组（图 19-18）。

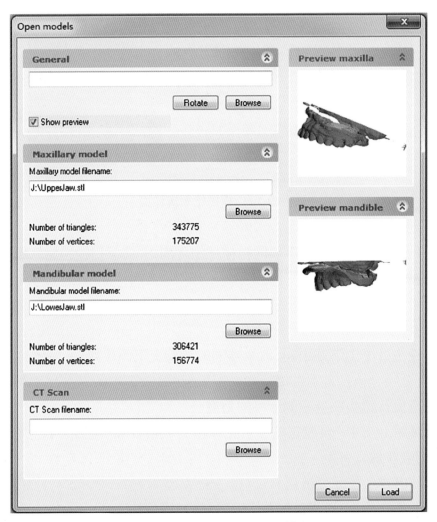

图 19-18　加载上下颌牙列模型

（2）制备模型：在"Patient model set"窗口中左侧列表中，找到患者名称，展开患者名称，并在所需模型组位置点击右键中的"Prepare model set"按钮。进入制备模型界面。

1）设置上颌牙列𬌗平面及正中矢状面：按照左侧对话框提示，依次选择 16 牙位标记点、11—21 牙位标记点、26 牙位标记点，通过 3 点定义𬌗平面。定义𬌗平面后，操作视角会自动旋转至与𬌗平面像垂直的仰视图方向。用鼠标左键点击模型上腭中缝部位最前点，并拖拽至腭中缝最后点后松开鼠标左键形成一条代表腭中缝的直线。此时软件会根据垂直于𬌗平面且经过腭中缝直线，自动定义正中矢状面。若需要调整两个平面的位置及选择，可以直接在界面中央拖拽平面，或选择"Clear occlusion plane""Clear sagittal plane"重新定义平面。定义平面结束后，点击"OK"按钮进入下一板块（图 19-19）。

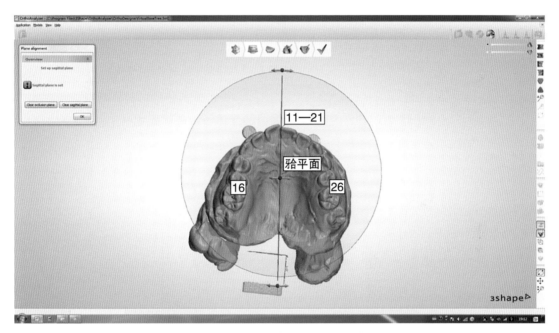

图 19-19 建立𬌗平面、正中矢状面

2）添加虚拟底座：

①在模型上定义分割线，即勾选并包绕需要保留的牙体及延展软组织。定义上颌牙列分割线时，需要注意隐藏下颌牙列。定义下颌牙列分割线时同理。勾选结束后，可以通过分割线上的端点调整分割区域范围。位于分割线内的区域，即在添加虚拟底座时需要保留的部分，而位于分割线外的区域，则是在添加虚拟底座时需要删除的部分（图 19-20）。

②选择模型底座类别，即在"Select base model"处的下拉菜单中分别选择模型底座的类别，例如"ABO max""Tweed max"等。然后点击"Next"进入下一步（图 19-21）。

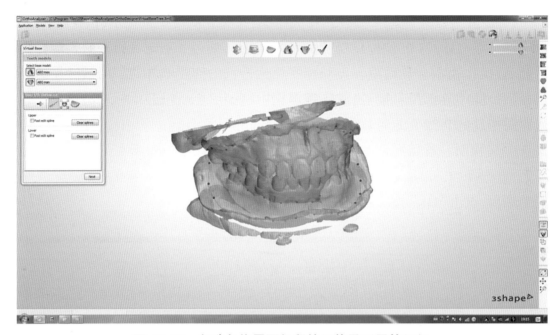

图 19-20　勾选包绕需要保留的牙体及延展软组织

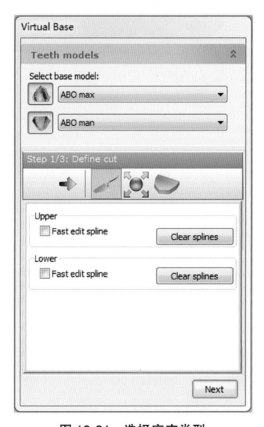

图 19-21　选择底座类型

③调整虚拟底座的位置及比例。可以左键点击底座部分,拖拽平移底座;可以左键点击模型四周的"紫色双箭头球",拖拽旋转底座;可以左键点击模型四周的"绿色球",拖拽缩放底座。此外,还可以在界面左侧菜单中设置是否等比例缩放、定义基座厚度等信息。完成底座调整后,点击"Next"进入下一步,进行虚拟底座添加(图 19-22)。

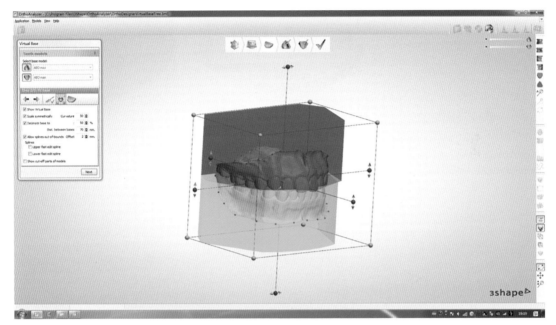

图 19-22　调整底座形态

④雕刻上下颌牙列模型:点击界面上方的"Sculpt maxillary"按钮,使用左侧的增加、减除等工具,精细雕刻上颌牙列模型上的鼓包、瘤子,对模型表面进行光滑处理。同理,点击界面上方的"Sculpt mandibular",精细雕刻下颌牙列模型。通过上述操作,即可完成对数字化牙模的基本制备(图 19-23)。

(3)点击界面右上角的"Export model as"按钮,即可导出保存模型。

5."三维面部照相机使用流程"的教师示教与学生练习。

本部分内容以 3DMDface 三维面部照相系统的使用为基础,简要介绍"三维面部照相机使用流程"以及与口腔正畸面像拍摄相关的注意事项(图 19-24)。

(1)开启应用程序:打开照相系统电源,双击 3DMDface 应用程序。

(2)校准:

1)点击 3DMDface 应用程序中的"校准(Calibration)"按钮,触发"模块系统(Modular system)"弹出窗口,点击"是(Yes)"按钮。

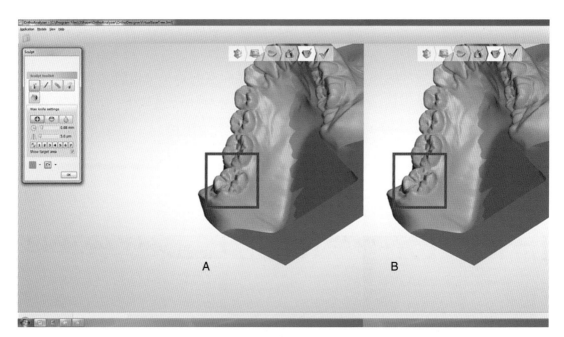

图 19-23　精细雕刻牙模
A. 气泡修整前　B. 气泡修整后

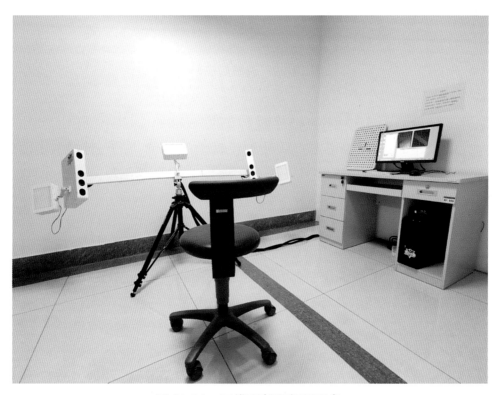

图 19-24　三维面部照相机设备

2）第一次校准:将校准板放置于摄像采集装置前方,倒置面板使其上的"T"形标志凸向上。

当凸向上的"T"形标志在电脑屏幕中两个摄影视角中清晰可见时,上仰调整校准板,使校准板上"T"形标志的水平段分别与两个摄影视角中的中央水平参考线重合,同时使校准板上"T"形标志的水平段与垂直段的交点分别与两个摄影视角中的参考中点重合(图19-25)。然后,点击"Acquire 1st image set"。

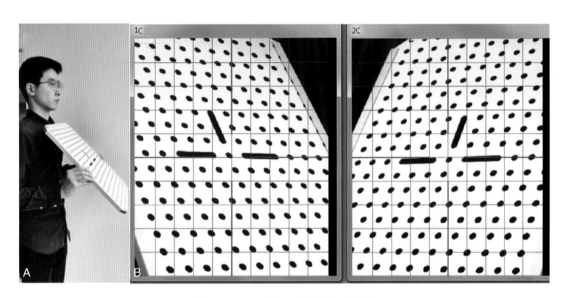

图 19-25　第一次校准示意图
A. 操作者上仰校准板 45°　B. 电脑屏幕显示校准线位置

3）第二次校准:将校准板放置于摄像采集装置前方,放置面板使其上的"T"形标志凸向下。

当凸向上的"T"形标志在电脑屏幕中两个摄影视角中清晰可见时,下俯调整校准板,使校准板上"T"形标志的水平段分别与两个摄影视角中的中央水平参考线重合,同时使校准板上"T"形标志的水平段与垂直段的交点分别与两个摄影视角中的参考中点重合(图19-26)。然后,点击"Acquire 2nd image set"。

（3）新建患者文件夹:点击 3DMDface 应用程序中"空白页（Session）"按钮,弹出"新患者（New subject）"窗口。填写患者姓名、ID 等信息后,点击"OK"按钮(图19-27)。

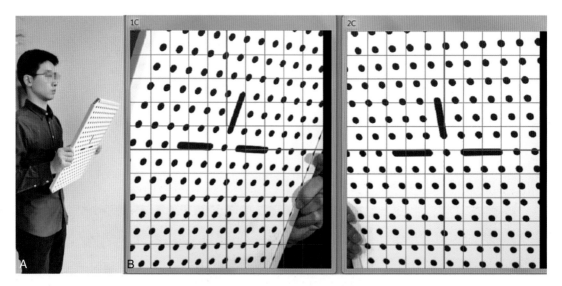

图 19-26　第二次校准示意图

A. 操作者下俯校准板 45°　B. 电脑屏幕显示校准线位置

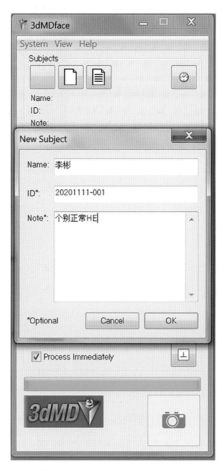

图 19-27　新建患者文件

（4）安置患者（重点步骤）：

1）检查患者面部、颈部区域是否符合"口腔正畸三维面像数据的基本要求"，详见上文。

2）使患者坐立于摄像采集装置前方，并保证患者的面部、颈部区域正好位于两个摄像视野内（图19-28）。

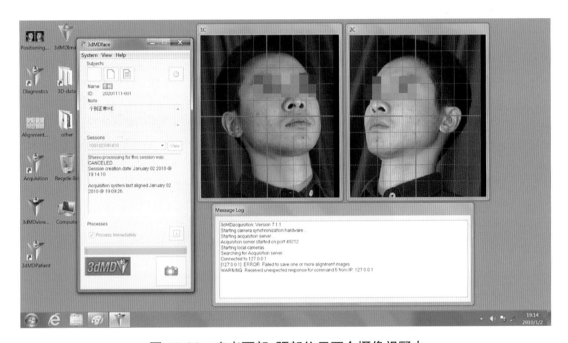

图 19-28　患者面部、颈部位于两个摄像视野内

3）调整患者至合适的下颌姿势位，详见上文"口腔正畸三维面像数据的基本要求"。

（5）拍摄三维面像：点击"拍摄（Capture）"按钮，程序将进一步自动处理三维数据，并形成带有色彩信息的三维面部图像。

（6）查看与检查三维面像（重点步骤）：点击程序"三维视图（3D View）"按钮，查看并检查三维面像是否符合拍摄要求（图19-29）。

（7）导出或上传牙模数据。

（8）关闭应用程序。

6. 数字化牙模与三维面像数据在正畸诊疗中的临床应用。

本部分将通过举例方式，对数字化牙模与三维面像数据在正畸诊疗中的临床应用进行简要说明。

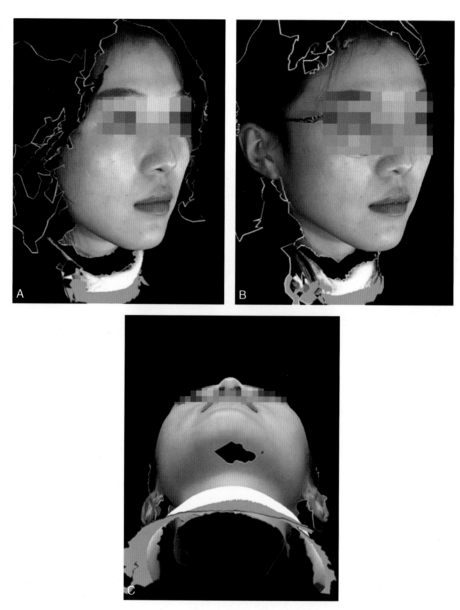

图 19-29 不合格的三维面像数据示意
A. 头发遮挡耳朵、前额 B. 未摘下眼镜 C. 颏下区域未拍摄

（1）数字化牙模测量：使用 3Shape Orthoanalyzer 等三维测量软件，可以进行模型分析。例如：测量牙齿宽度、牙列拥挤度、覆𬌗覆盖、Bolton 指数等（图 19-30）。

（2）三维面像测量：使用 3DMD 测量软件，可以分析患者三维面像形态。例如：测量面部比例、鼻唇角等（图 19-31）。

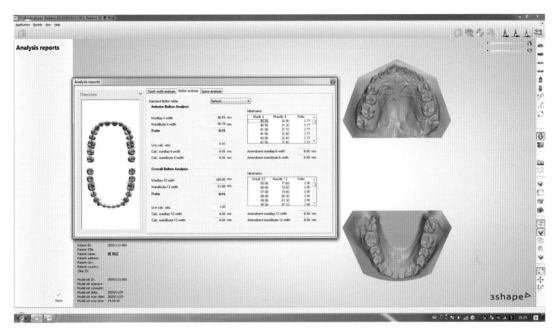

图 19-30 使用 3Shape Orthoanalyzer 分析数字化牙模的 Bolton 指数

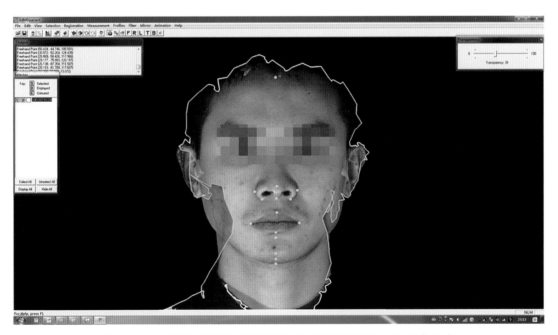

图 19-31 使用 3DMD 测量软件分析三维面像中标注参考点

（3）制作唇侧托槽粘接转移托盘：使用 CAD/CAM 软件，可以对数字化牙模表面进行虚拟托槽粘接，并制作托槽引导粘接导板，以实现托槽的准确定位（图 19-32）。

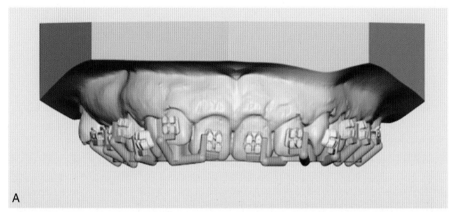

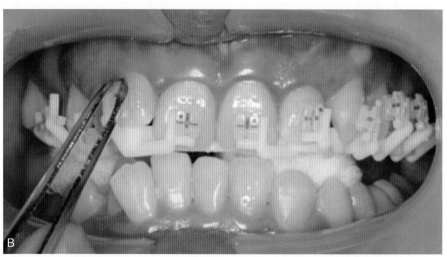

图 19-32　使用 CAD/CAM 技术制作托槽引导粘接装置
A. 在软件中设计引导粘接装置　　B. 使用引导粘接装置辅助托槽粘接

（4）制作无托槽隐形矫治器：使用 CAD/CAM 软件，可以对数字化牙模进行虚拟排牙，并对排牙结果进行分步，生产出以小步骤移动的无托槽隐形矫治器（图 19-33）。

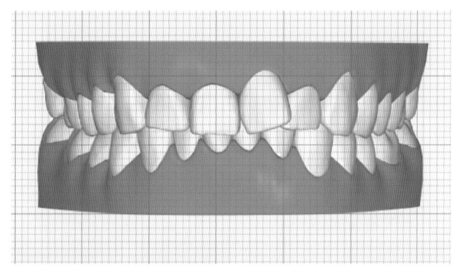

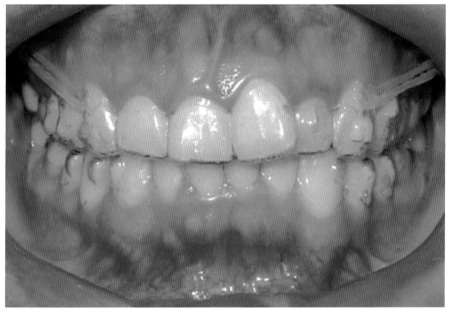

图 19-33　无托槽隐形矫治器

（5）数字化牙模重叠：使用 Geomagic Studio 等三维软件，可以进行模型重叠，分析治疗前后牙齿的移动变化（图 19-34）。

（6）三维面像变化评估：使用 Dolphin Imaging 等三维软件，可以进行三维面像重叠，分析治疗前后面部变化（图 19-35）。

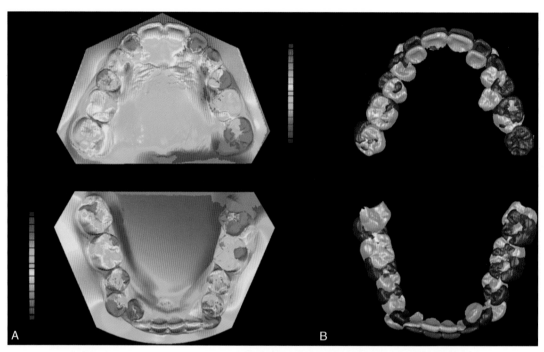

图 19-34　使用 Geomagic Studio（2013）重叠患者治疗前后模型

A. 治疗前后模型色差图　B. 治疗前后模型牙齿移动情况对照

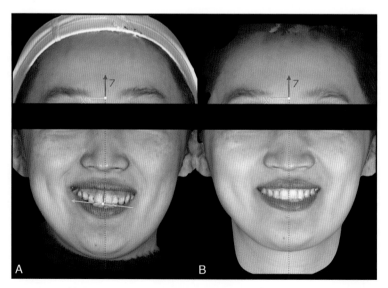

图 19-35　使用 Dolphin Imaging 对比患者治疗前后三维面像变化

A. 治疗前　B. 治疗后

【操作要点】

1. 掌握口腔正畸数字化牙模与三维面像数据的质量标准是实验的重点。无论使用何种口腔正畸模型扫描仪、口内扫描仪和三维面部照相机前、后,都需要严格检查数据情况。准确、合乎标准的数据是一切后续诊断、制造、治疗等的重要基础。

2. 在口腔正畸模型扫描仪、口内扫描仪和三维面部照相机的使用流程中,应注意校准的重要性。

3. 除上述内容外,口腔正畸模型扫描仪、口内扫描仪和三维面部照相机的使用还有很多技巧与注意事项,相关操作流程也会随技术的发展而被替代。鼓励学习、创新与改进,更强调学生要明确使用该类仪器的临床意义。

(薛超然)

参考文献

1. 赵志河 . 口腔正畸学 . 北京 : 人民卫生出版社 , 2020.

2. 陈扬熙 . 口腔正畸学——基础、技术与临床 . 北京 : 人民卫生出版社 , 2012.

3. 赵美英、罗颂椒、陈扬熙 , 牙颌面畸形功能矫形 . 上海 : 科学技术文献出版社 , 2010.

4. 傅民魁 . 口腔正畸学 . 北京 : 人民卫生出版社 , 2012.

5. 傅民魁 . 口腔正畸专科教程 . 北京 : 人民卫生出版社 , 2007.

6. 罗颂椒 . 当代实用口腔正畸技术与理论 . 上海 : 科学技术文献出版社 , 2010.

7. 胡静 , 王大章 . 正颌外科 . 北京 : 人民卫生出版社 , 2006.

8. 兰泽栋 . 口腔正畸技工学 . 北京 : 世界图书出版公司 , 2006.

9. 金一奉 . Tweed-Merrifield 定向力矫治技术图谱 (卷 1). 王林 , 译 . 南京 : 东南大学出版社 , 2006.

10. 金一奉 . Tweed-Merrifield 定向力矫治技术图谱 (卷 2). 陈文静 , 译 . 南京 : 东南大学出版社 , 2009.

11. 吴建勇 , 周彦恒 , 卢海平 . 经典方丝弓矫治技术 - 弓丝弯制与基本训练大全 . 北京 : 人民卫生出版社 , 2013.

12. PROFFIT , W R , FIELDS H W , SARVER D M. Contemporary Orthodontics-5th. St. Louis : Elsevier Mosby , 2013.

13. ANDREWS L F. The straight-wire appliance. Br J Orthod , 1979 , 6 (3) : 125-143.

14. MCLAUGHLIN R P , BENNETT J C. Bracket placement with the preadjusted appliance. J Clin Orthod , 1995 , 29 (5) : 302-311.

15. ARMSTRONG D , SHEN G , PETOCZ P , et al. A comparison of accuracy in bracket positioning between two techniques--localizing the centre of the clinical crown and measuring the distance from the incisal edge. Eur J Orthod , 2007 , 29 (5) : 430-436.

16. COWLEY D P , MAH J , O'TOOLE. B. The effect of gingival-margin design on the retention of thermoformed aligners. J Clin Orthod , 2012. 46 (11) : 697-702 ; quiz 705.

17. LITTLEWOOD S J , MILLETT D T , DOUBLEDAY B , et al. Retention procedures for stabilising

tooth position after treatment with orthodontic braces. Cochrane Database Syst Rev, 2016 (1): CD002283.

18. IRELAND A J, MCDONALD F. Diagnosis of the orthodontic patient. New York: Oxford University Press, 1999.

19. PROFFIT W R. Contemporary Orthodontics. 5th ed. St. Louis: Elsevier Mosby, 2013.

20. ANGLE E H. Classification of malocclusion. Dental Cosmos, 1899, 41 (248-264, 350-357): 296-309.

21. MOYERS R E. Handbook of orthodontics. 3rd ed. Chicago: Year Book Medical Publishers Inc., 1973.

22. NELSON C, HARKNESS M, HERBISON P. Mandibular changes during functional appliance treatment. Am J Orthod Dentofacial Orthop. 1993 Aug; 104 (2): 153-161.

23. BISHARA S E, ZIAJA R R. Functional appliances: a review. Am J Orthod Dentofacial Orthop. 1989 Mar; 95 (3): 250-258.

24. REMMER K R, MAMANDRAS A H, HUNTER W S, et al. Cephalometric changes associated with treatment using the activator, the Frankel appliance, and the fixed appliance. Am J Orthod. 1985 Nov; 88 (5): 363-372.

25. 李志华, 郭杰, 陈扬熙. 快速弯制多曲方丝弓的方法. 华西口腔医学杂志, 2005 (03): 268.

26. 张剑, 白丁, 辜岷, 等. 垂直曲、水平曲对弓丝转矩性能影响的比较研究. 四川大学学报 (医学版), 2004 (03): 361-363.

27. 吴建勇, 周彦恒, 卢海平. 经典方丝弓矫治技术: 弓丝弯制与基本训练大全. 北京: 人民卫生出版社, 2013.

28. HIRO T, TAKEMOTO K. Resin core indirect bonding system. Orthodontic Waves. 1998; 57: 83-91.

29. KURZ C, SWARTZ M L, ANDREIKO C. Lingual orthodontics: a status report, part 2. research and development. J Clin Orthod 1986; 16: 735-740.

30. DIAMOND M. Critical aspects of lingual bracket placement. J Clin Orthod. 1983; 17: 688-691.

31. DASY H, DASY A, ASATRIAN G, et al. Effects of variable attachment shapes and aligner material on aligner retention. Angle Orthod. 2015; 85 (6): 934-940.

32. HENNESSY J, Al-AWADHI E A. Clear aligners generations and orthodontic tooth movement. J Orthod. 2016; 43: 68-76.

33. GAZZANI F, LIONE R, PAVONI C, et al. Comparison of the abrasive properties of two different systems for interproximal enamel reduction: oscillating versus manual strips. BMC

Oral Health,2019,14;19（1）:247.

34. KALEMAJ Z ,LEVRINI L. Quantitative evaluation of implemented interproximal enamel reduction during aligner therapy:a prospective observational study. The Angle Orthodontist, 2020. DOI:10.2319/040920-272.1.

35. DE FELICE M E,NUCCI L,FIORI A,et al. Accuracy of interproximal enamel reduction during clear aligner treatment. Prog Orthod. 2020,28;21（1）:28.

86柠